Mariano Elias Perez Barreto

El Propósito de Dios en mi Vida: 40 años donando sangre

Mariano Elias Perez Barreto

El Propósito de Dios en mi Vida: 40 años donando sangre

Sin esperar nada a cambio

CREDO EDICIONES

Imprint
Any brand names and product names mentioned in this book are subject to trademark, brand or patent protection and are trademarks or registered trademarks of their respective holders. The use of brand names, product names, common names, trade names, product descriptions etc. even without a particular marking in this work is in no way to be construed to mean that such names may be regarded as unrestricted in respect of trademark and brand protection legislation and could thus be used by anyone.

Cover image: www.ingimage.com

Publisher:
CREDO EDICIONES
is a trademark of
Dodo Books Indian Ocean Ltd. and OmniScriptum S.R.L publishing group

120 High Road, East Finchley, London, N2 9ED, United Kingdom
Str. Armeneasca 28/1, office 1, Chisinau MD-2012, Republic of Moldova, Europe
Printed at: see last page
ISBN: 978-613-6-00026-8

PORTADILLA
(REFLEJO DE LA PORTADA)

1 Juan 5

La fe que vence al mundo

Todo el que tiene fe en que Jesús es el Mesías, es hijo de Dios; y el que ama a un padre, ama también a los hijos de ese padre.
Cuando amamos a Dios y hacemos lo que él manda, sabemos que amamos también a los hijos de Dios.
El amar a Dios consiste en obedecer sus mandamientos; y sus mandamientos no son una carga,
porque todo el que es hijo de Dios vence al mundo. Y nuestra fe nos ha dado la victoria sobre el mundo.
El que cree que Jesús es el Hijo de Dios, vence al mundo.

El testimonio del Espíritu

La venida de Jesucristo quedó señalada con agua y sangre; no sólo con agua, sino con agua y sangre. El Espíritu mismo es testigo de esto, y el Espíritu es la verdad.
Tres son los testigos:
el Espíritu, el agua y la sangre; y los tres están de acuerdo.
Aceptamos el testimonio de los hombres, pero el testimonio de Dios es de mucho más valor, porque consiste en el testimonio que Dios ha dado acerca de su Hijo.
El que cree en el Hijo de Dios, lleva este testimonio en su propio corazón; el que no cree en Dios, lo hace aparecer como mentiroso, porque no cree en el testimonio que Dios ha dado acerca de su Hijo.
Este testimonio es que Dios nos ha dado vida eterna, y que esta vida está en su Hijo.
El que tiene al Hijo de Dios, tiene también esta vida; pero el que no tiene al Hijo de Dios, no la tiene.

El conocimiento de la vida eterna

Les escribo esto a ustedes que creen en el Hijo de Dios, para que sepan que tienen vida eterna.
Tenemos confianza en Dios, porque sabemos que si le pedimos algo conforme a su voluntad, él nos oye.
Y así como sabemos que Dios oye nuestras oraciones, también sabemos que ya tenemos lo que le hemos pedido.
Si alguno ve que su hermano está cometiendo un pecado que no lleva a la muerte, debe orar, y Dios dará vida al hermano, si se trata de un pecado que no lleva a la muerte. Hay un pecado que lleva a la muerte, y por ese pecado no digo que se deba orar.
Toda maldad es pecado; pero hay pecado que no lleva a la muerte.
Sabemos que el que tiene a Dios como Padre, no sigue pecando, porque el Hijo de Dios lo cuida, y el maligno no lo toca.
Sabemos que somos de Dios y que el mundo entero está bajo el poder del maligno.
Sabemos también que el Hijo de Dios ha venido y nos ha dado entendimiento para conocer al Dios verdadero. Vivimos unidos al que es verdadero, es decir, a su Hijo Jesucristo. Éste es el Dios verdadero y la vida eterna.
Hijitos, cuídense de los dioses falsos.

A qué público va dirigido esta obra literaria
El Propósito de Dios en mi Vida: 40 Años Donando Sangre

"El Propósito de Dios en mi Vida: 40 Años Donando Sangre sin esperar nada a cambio" está dirigido a un público diverso y amplio, abarcando a aquellos que buscan inspiración, reflexión y una conexión profunda con historias de altruismo y servicio. Este libro tiene el potencial de resonar especialmente con los siguientes públicos:

1. **Amantes de la Inspiración y Motivación:** Aquellos que buscan historias reales y conmovedoras que inspiran un sentido de propósito y motivación en sus propias vidas.

2. **Donantes de Sangre y Defensores de la Salud:** Personas que han donado sangre o están interesadas en hacerlo, así como aquellos comprometidos con la promoción de la donación de sangre y la conciencia sobre la importancia de este acto altruista.

3. **Comunidades Religiosas y Espirituales:** La obra puede resonar con aquellos que buscan explorar la conexión entre la espiritualidad, el propósito divino y el servicio a los demás.

4. **Profesionales de la Salud y Trabajadores Sociales:** Aquellos que trabajan en el ámbito de la salud y la asistencia social pueden encontrar en este libro una fuente de inspiración y un recordatorio de la trascendencia de su labor.

5. **Lectores Interesados en Historias de Vida:** Para aquellos que disfrutan de biografías y memorias que ofrecen una visión única de la vida de personas reales, enfrentando desafíos y dejando un impacto positivo en el mundo.

6. **Emprendedores y Líderes Empresariales:** Mariano Elías Pérez B. no solo es un donante de sangre dedicado, sino también un exitoso CEO. Su

historia puede inspirar a emprendedores y líderes a incorporar la responsabilidad social en sus empresas.

7. Estudiantes y Educadores: La obra puede ser valiosa para estudiantes que buscan entender el poder de la dedicación y el servicio a la comunidad, así como para educadores que deseen compartir una historia inspiradora en el aula.

En resumen, "El Propósito de Dios en mi Vida" es una obra que puede resonar con cualquier persona que busque encontrar significado en el servicio a los demás, independientemente de su trasfondo, creencias o intereses específicos. La universalidad de la temática y la conexión personal del autor con la donación de sangre hacen que esta obra sea accesible y relevante para un público diverso.

Agradecimientos

En el camino de la vida, cada uno de nosotros es llamado a cumplir un propósito divino, una misión sagrada que nos lleva a servir a los demás con amor y generosidad. En cada paso que damos, en cada acción que emprendemos, Dios Todopoderoso y Jesús nos acompañan, guiándonos y fortaleciéndonos para que podamos cumplir con éxito nuestra tarea en este mundo.

A lo largo de cuarenta años, he tenido el privilegio de donar sangre sin esperar nada a cambio, de ser un instrumento en las manos de Dios para realizar el milagro de salvar vidas. En cada donación, he sentido la presencia amorosa de Dios y de Jesús a mi lado, dándome la fuerza y la determinación para seguir adelante, incluso en los momentos más difíciles.

Con humildad y gratitud, doy testimonio de esta obra literaria, "El Propósito de Dios en mi Vida: 40 años donando sangre sin esperar nada a cambio", como una expresión de mi fe y mi compromiso con mi comunidad y con el mundo entero. A través de estas palabras, deseo dejar un legado de amor y servicio, un camino trazado para las nuevas generaciones que Dios llame a cumplir esta misión sagrada de donar sangre y salvar vidas.

En cada página de este libro, encuentro un reflejo de la bondad y la misericordia de Dios, quien nos ha dado el don precioso de la vida y nos llama a compartirlo con los demás. Jesús, con su ejemplo de sacrificio y entrega, nos muestra el camino hacia la verdadera grandeza, que no se encuentra en la acumulación de riquezas o en el poder terrenal, sino en el servicio desinteresado y en el amor al prójimo.

A través de mi testimonio, quiero inspirar a otros a seguir el llamado de Dios en sus vidas, a ser instrumentos de su amor y su gracia en el mundo. Cada uno de nosotros tiene el poder de marcar una diferencia, de ser una luz en la oscuridad, de dar esperanza a los que sufren. Que este libro sea un recordatorio de que, con la ayuda de Dios y de Jesús, podemos lograr cosas maravillosas y dejar un legado duradero para las generaciones venideras.

Agradezco a Dios Todopoderoso y a Jesús por acompañarme en cada donación, por darme la fuerza y la sabiduría para seguir adelante, por permitirme ser parte de su plan divino de amor y redención. Que mi vida y mi testimonio sean un reflejo de su amor eterno, una prueba de su poder transformador en nuestras vidas.

Que este libro sea una fuente de inspiración y esperanza para todos los que lo lean, un recordatorio de que, con la ayuda de Dios y de Jesús, podemos superar cualquier obstáculo y cumplir con nuestro propósito divino en la vida. Que cada palabra escrita aquí sea un tributo a la grandeza de Dios y a la bondad de su hijo Jesús, quienes nos guían y nos sostienen en todo momento.

En este día, doy gracias a Dios Todopoderoso y a Jesús por su amor incondicional, por su gracia infinita, por su presencia constante en mi vida. Que mi testimonio sea un reflejo de su gloria y un recordatorio de su poder salvador. Amén.

Dedicatoria

A Dios, por darme la fortaleza, la sabiduría, la salud y la guía divina para emprender este proyecto y compartir mis conocimientos con el mundo.

A mis queridos hijos, **Mauricio, Gacela, Brandon, Natalia, Marvin, Kendra,** Dedico este libro a ustedes, la razón principal por la que he dedicado 40 años de mi vida a donar sangre.

Su existencia me ha inspirado a ser un mejor ser humano, a ser más generoso y compasivo, y a buscar siempre maneras de ayudar a los demás.

Verlos crecer sanos y felices me llena de orgullo y me motiva a seguir adelante, donando sangre para que otros niños también tengan la oportunidad de vivir una vida plena.

Quiero que sepan que el amor que siento por ustedes es tan grande como el deseo de ayudar a otros. Espero que este libro les inspire a seguir mis pasos y a convertirse en personas que también hagan del mundo un lugar mejor.

Con amor infinito,

Mariano Elias Perez Barreto

Autor.

Índice

Introducción

Cada vez que mi sangre fluye desde mis venas para alimentar la vida de otro ser humano, siento que estoy cumpliendo con un propósito más grande, un llamado divino a servir a mi comunidad. Esta entrega desinteresada se ha convertido en una fuente inagotable de satisfacción espiritual, un recordatorio constante de que la generosidad no conoce límites cuando se actúa con un corazón sincero.

Con los beneficios inesperados, lo fascinante de este viaje altruista es la forma en que, al dar sin reservas, he experimentado una serie de beneficios inesperados en mi propia salud. La ironía no se pierde en mí; mientras sirvo a otros con mi sangre, siento que la mano de la providencia divina se extiende para cuidar de mí de maneras sorprendentes.

La conexión entre mi acto de donación y los beneficios para mi salud ha sido tan profunda que no puedo evitar percibirlo como una manifestación tangible de la gracia divina. Mi cuerpo, mi templo, ha experimentado una renovación continua, y cada donación se ha traducido en una sensación de bienestar físico y espiritual que sólo puedo atribuir a la intervención divina.

Cómo milagro de la salud divina las historias de sanación que se entrelazan con mi trayectoria de donación de sangre son testimonios vivientes del milagro de la salud divina. Personas a las que nunca conocí, cuyas vidas fueron tocadas por la sangre que regalé, ahora caminan como testigos vivos de la conexión intrínseca entre la generosidad y la bendición.

En estas páginas, compartiré experiencias de curación que van más allá de lo médico, historias de almas que se han elevado por encima de la enfermedad gracias al regalo de la vida que les ofrecí. Cada testimonio es un recordatorio de que, al servir a la comunidad con mi sangre, he sido parte de un plan divino para llevar consuelo y curación a aquellos que lo necesitan.

Al sumergirnos en este relato, descubrirás cómo la donación de sangre no es solo un acto físico, sino una danza sagrada entre el donante, el receptor y la mano amorosa de la divinidad. Te invito a explorar este viaje conmigo y a contemplar la belleza que surge cuando nos convertimos en canales de amor y esperanza, donando con un corazón agradecido y recibiendo con humildad los regalos inesperados de la salud divina.

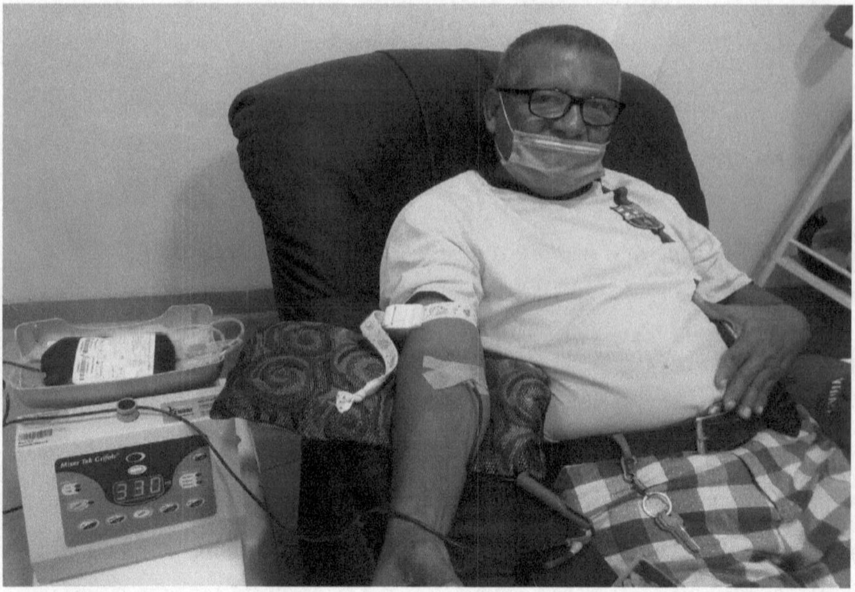

Dios es luz

Éste es el mensaje que Jesucristo nos enseñó y que les anunciamos a ustedes: que Dios es luz y que en él no hay ninguna oscuridad.

Si decimos que estamos unidos a él, y al mismo tiempo vivimos en la oscuridad, mentimos y no practicamos la verdad.

Pero si vivimos en la luz, así como Dios está en la luz, entonces hay unión entre nosotros, y la sangre de su Hijo Jesús nos limpia de todo pecado.

Si decimos que no tenemos pecado, nos engañamos a nosotros mismos y no hay verdad en nosotros;

Pero si confesamos nuestros pecados, podemos confiar en que Dios, que es justo, nos perdonará nuestros pecados y nos limpiará de toda maldad.

Si decimos que no hemos cometido pecado, hacemos que Dios parezca mentiroso y no hemos aceptado verdaderamente su palabra.

Capítulo 1

La chispa que encendió la llama

En este capítulo, se narra el momento que marcó el inicio de tu camino como donante de sangre. Describe cómo un evento personal o la experiencia de alguien cercano te sensibilizan ante la necesidad de donar sangre y te impulsan a dar el primer paso.

En el trasfondo del tejido de mi vida, la chispa divina que encendió la llama de mi compromiso con la donación de sangre se originó en un momento de revelación inesperada. Era un día común, con un sol resplandeciente y un cielo claro que sugería la normalidad cotidiana. Pero en ese día aparentemente ordinario, Dios decidió revelar Su propósito de una manera que cambiaría mi vida para siempre.

La chispa nació en el corazón de una pequeña clínica de donación de sangre en la que, por casualidad o destino, me encontraba mientras buscaba refugio del calor sofocante. Aquel lugar, con su humildad y simplicidad, albergaba el potencial de transformar mi visión del servicio y de la conexión divina.

Al cruzar la puerta, un aire de calma se apoderó de mí, como si las paredes mismas estuvieran imbuidas de la esencia de la generosidad desinteresada. Fui recibido por la amabilidad de los voluntarios y el suave zumbido de las máquinas que, en ese momento, estaban dedicadas a la noble tarea de recoger el líquido vital que fluye en nuestras venas.

Un cartel simple pero poderoso colgaba en la pared, con la inscripción: "Donar sangre es dar vida". Las palabras resonaron en mi mente y se grabaron en mi corazón de una manera que no puedo describir con palabras. Era como si esas letras fueran las notas de una melodía divina, anunciando un propósito más grande, una oportunidad para servir que trascendía la mera existencia.

En ese momento, no podía ignorar el llamado que resonaba en lo más profundo de mi ser. Al acercarme a la recepción, un suave susurro pareció guiar mis pasos. Una voz interior, que reconocí como la voz de la divinidad, me recordó la importancia de dar de lo que se nos ha dado, de ser canales de vida para aquellos que la necesitan.

Las formalidades burocráticas se desvanecieron en comparación con la magnitud del acto que estaba a punto de realizar. Al sentarme en la silla, vi cómo un pequeño tubo conectaba mi brazo con una bolsa transparente, un canal que se convertiría en el puente entre mi existencia y la de aquellos que recibirán este regalo anónimo.

A medida que la sangre fluía, una sensación de conexión profunda se apoderó de mí. No era solo el acto físico de donar; era la comprensión espiritual de que, en ese momento, estaba siendo parte de algo más grande que yo mismo. Sentí una paz que solo puede surgir cuando uno se convierte en un instrumento de la voluntad divina.

Al concluir la donación, me levanté con una ligereza en el corazón y una certeza en el alma. Sabía que este acto no era casualidad, sino una designación divina. La chispa había encendido la llama, y mi vida nunca sería la misma.

Esa tarde, mientras abandonaba la clínica con una nueva perspectiva, entiendo que este era el inicio de una travesía que me llevaría a donar sangre no solo como una responsabilidad cívica, sino como un servicio inspirado por la fe. Dios había trazado el camino y, en ese sencillo acto de donación, me mostró el propósito que guiaría los siguientes cuarenta años de mi vida.

El sol brillaba con una luz diferente cuando salí a la calle, y aunque el día seguía siendo común para muchos, mi visión había sido transformada por una chispa divina que encendió la llama de un compromiso que perdurará a lo largo del tiempo. En ese momento, me embarqué en un viaje de propósito, servicio y conexión con lo trascendental, llevando conmigo la certeza de que la donación de sangre era mi camino hacia el cumplimiento del propósito de Dios en mi vida.

Capítulo 2:

Un acto de amor con repercusiones infinitas

Aquí se explora el significado y el impacto de donar sangre. Se reflexiona sobre cómo este acto altruista va más allá de un simple gesto, transformándose en un regalo de vida que puede salvar a otras personas.

El compromiso con la donación de sangre, nacido de aquella chispa divina en la clínica, evolucionó con el tiempo en un viaje marcado por actos de amor aparentemente simples pero con consecuencias que resonarán en la eternidad. Cada gota de sangre que ofrecí se convirtió en un tributo a la vida, un acto de amor que trascendió las fronteras del tiempo y el espacio.

En los primeros años de mi compromiso, encontré en la donación de sangre no solo un acto de caridad, sino una expresión tangible de amor por mis semejantes. Las clínicas de donación se convirtieron en mi segunda casa, y las enfermeras y voluntarios, en mi familia extendida. Pero más allá de las conexiones humanas, mi compromiso se profundizó como un río que fluye constantemente hacia el océano del propósito divino.

Recuerdo una de las primeras veces que experimenté las repercusiones aparentemente infinitas de mi elección. Una llamada telefónica en una tarde tranquila interrumpió mi rutina diaria. Era el hospital, y en el otro extremo de la línea, una voz emocionada compartió la historia de un receptor anónimo que había recibido mi donación y experimentado un renacimiento de esperanza.

El relato era conmovedor: una persona luchando contra una enfermedad grave, cuya vida pendía de un hilo, recibió mi sangre como un regalo inesperado. Las palabras del médico resonaron en mi mente: **"Su acto de generosidad literalmente le salvó la vida"**. En ese momento, la magnitud de mi elección se expandió más allá de lo que podía imaginar.

Aquella experiencia fue solo el preludio de una serie de encuentros que demostrarían que cada donación es un acto de amor con consecuencias que se extienden mucho más allá de lo visible. A medida que el tiempo avanzaba, las historias de curación, gratitud y, a veces, tristeza, se entrelazan con mi camino de donante.

Una tarde soleada en el hospital, conocí a una joven madre cuyo rostro iluminado por la debilidad y la gratitud contaba una historia de lucha y supervivencia. Mi sangre había sido el vínculo invisible que conectaba nuestras vidas, y su abrazo silencioso hablaba más allá de las palabras. Aunque nunca conocería todos los detalles de su historia, la conexión creada por un acto de amor trascendía cualquier explicación lógica.

Cada vez que donaba sangre, era como si tejiera un hilo invisible que conectaba mi existencia con la de aquellos que, de otra manera, permanecen desconocidos para mí. Mi vida se convertía en una narrativa entrelazada con las vidas de innumerables personas, un tapiz de experiencias compartidas, luchas superadas y esperanzas renovadas.

A medida que mi compromiso con la donación de sangre se volvía más arraigado, también lo hacía mi comprensión del amor divino que se reflejaba en cada acto. Donar sangre se convirtió en una ceremonia sagrada, un rito que no solo beneficiaba al receptor físico, sino que también tocaba el alma del donante. En cada donación, experimentaba una conexión más profunda con el propósito divino que guiaba mi vida.

Las repercusiones de mi elección se manifestaban no sólo en los encuentros individuales, sino en las comunidades que se beneficiaban de la cadena de amor que se extendía a través de la donación de sangre. Eventos de donación masiva, campañas de concientización y programas educativos se convirtieron en extensiones de mi servicio, creando olas de cambio en la forma en que la sociedad percibía la donación de sangre.

Sin embargo, con el tiempo también vinieron los desafíos. La vida es un flujo constante de altibajos, y mi compromiso con la donación de sangre no fue una excepción. En ocasiones, enfrenté obstáculos personales y médicos que pusieron a prueba mi resolución. Pero en esos momentos de adversidad, encontré una fuerza interior que me recordaba que mi viaje era parte de un plan divino más amplio.

Una de las lecciones más valiosas que aprendí en estos cuarenta años de donación de sangre fue que el amor es un acto de resistencia. Al elegir amar a través de la donación, desafiaba las limitaciones físicas y emocionales. Cada aguja que penetraba mi piel se convertía en una declaración de fe en la capacidad del amor para superar incluso las barreras más insuperables.

A medida que este capítulo de mi vida se desenvolvió, también me di cuenta de que la donación de sangre no solo era una expresión de amor, sino un reflejo de la gracia divina. Las circunstancias a menudo conspiraban para llevarme a lugares y personas que necesitaban mi ayuda de una manera que sólo podía atribuirse a una guía más allá de lo humano.

Recuerdo una ocasión en la que, durante una tormenta de nieve intensa, me encontré varado en un pequeño pueblo. La clínica de donación local, por pura casualidad o providencia, necesitaba desesperadamente suministros de sangre para atender a los heridos en un accidente cercano. En medio de la tempestad, mi presencia se convirtió en un faro de esperanza para aquellos que luchaban por sus vidas.

Cada historia, cada encuentro, cada donación, se convertía en un capítulo adicional en el libro de mi vida, una obra maestra tejida con los hilos del amor divino y el propósito eterno. A medida que avanzaba en este viaje, me di cuenta de que no era solo yo quien donaba; era un colaborador en un plan divino que se desarrollaba a través de la entrega constante de una gota de amor a la vez.

En el crepúsculo de estos cuarenta años, enero 17 de 1983, mi primera donación de sangre y la más reciente en diciembre 24 de 2023, puedo mirar hacia atrás y ver cómo el acto aparentemente simple de donar sangre se ha convertido en una epopeya de amor y propósito. Cada gota que he dado ha sido una semilla plantada en el jardín de la vida, y las flores de esperanza y curación han florecido en lugares que nunca imaginé.

Capítulo 3:

Más que un donante, un héroe anónimo

En este capítulo, se destaca la figura del donante de sangre como un héroe silencioso. Se describe el valor y la generosidad de quienes, sin buscar reconocimiento, donan una parte de sí mismos para ayudar a otros.

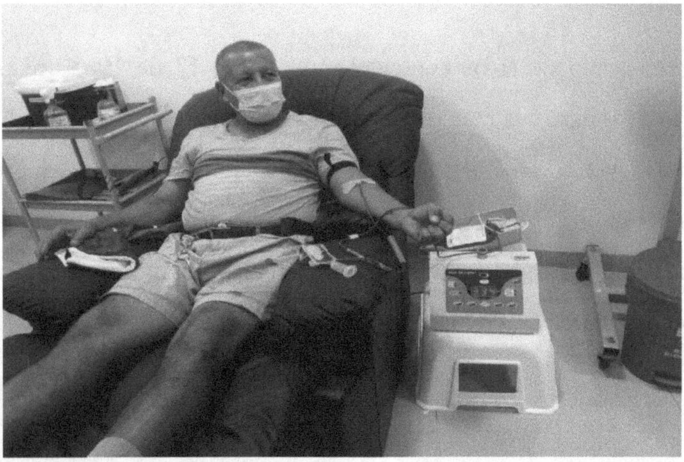

A lo largo de los años, mi viaje como donante de sangre se transformó en algo más profundo y significativo de lo que podría haber imaginado. En cada donación, descubrí que no solo era un donante, sino un héroe anónimo, un portador de esperanza y vida para aquellos que necesitaban una mano amiga en sus momentos más oscuros.

En las Salas de Emergencia

La urgencia y la incertidumbre son los acompañantes ineludibles de las salas de emergencia. En estas situaciones críticas, donde el tiempo es esencial y la vida pende de un hilo, las donaciones de sangre se vuelven más que una simple contribución; se convierten en el elixir que sustenta la posibilidad misma de la vida.

En una noche tormentosa, me encontré en el hospital donde mi sangre estaba destinada a marcar la diferencia entre la vida y la muerte. Un accidente automovilístico había dejado a varios heridos en estado crítico, y los médicos trabajaban incansablemente para estabilizar a los pacientes. Mi sangre, ahora transformada en un recurso vital, fluía a través de las venas de aquellos que luchaban por su supervivencia.

Cada pulsación de mi corazón parecía resonar en sincronía con la maquinaria médica que luchaba por mantener la chispa de la vida en aquellos cuerpos. Mientras observaba desde la distancia, me di cuenta de que mi donación no solo estaba suministrando sangre, sino también infundiendo una renovada esperanza en las almas de quienes estaban al borde del abismo.

La Esperanza en los Ojos de un Niño

No hay experiencia más conmovedora que encontrarse con la mirada inocente y agradecida de un niño cuya vida ha sido tocada por el regalo de la sangre. Fue en una pequeña clínica pediátrica donde conocí a Lucas, un niño valiente que luchaba contra una enfermedad rara. Mi sangre, junto con la de otros donantes, le proporcionó la fuerza necesaria para enfrentar las duras batallas que el tratamiento le imponía.

Las visitas a la clínica se convirtieron en un ritual lleno de risas, juegos y, sobre todo, en un recordatorio tangible de que la donación de sangre no solo salva vidas, sino que también da forma a la experiencia de la infancia.

A través de los ojos brillantes de Lucas, comprendí que ser un donante era ser un arquitecto de recuerdos, construyendo puentes hacia un futuro lleno de posibilidades.

Más Allá de las Fronteras Geográficas

El llamado de la humanidad trasciende las fronteras geográficas, y mi compromiso como donante me llevó a lugares inesperados y remotos. En una misión de donación en una comunidad rural, me encontré rodeado de personas cuyas vidas estaban marcadas por la falta de acceso a recursos médicos básicos.

La donación de sangre no solo sirvió para atender las necesidades inmediatas de aquellos que requerían transfusiones, sino que también se convirtió en un catalizador para la conciencia de la importancia de la salud y el bienestar en comunidades marginadas. Mi presencia no solo era la de un donante de sangre, sino la de un defensor de la igualdad de acceso a la atención médica.

Reencuentros Inesperados

A lo largo de las décadas, experimenté encuentros que desafiaron las leyes del azar y parecían guiados por una fuerza superior. En una ocasión, durante una feria de salud comunitaria, me encontré con una mujer cuya mirada evocaba un reconocimiento más allá de lo terrenal. Con el tiempo, descubrí que mi donación de sangre había sido clave en la recuperación de su hijo años atrás.

El universo tejía sus hilos invisibles para recordarme que cada gota donada llevaba consigo una historia, una conexión que trascendía las limitaciones del tiempo y espacio. Aquel encuentro fortuito se convirtió en un recordatorio de que, como donante, no solo dejaba huellas en la vida de los demás, sino que también estaba destinado a cruzar caminos con aquellos a quienes había tocado de manera invisible.

La Conexión del Dador de Vida

La donación de sangre se convirtió en mi manera de expresar el amor y la compasión que creía emanaba de lo divino. En cada encuentro, en cada acto, veía reflejada la conexión del dador de vida, un recordatorio de que la donación de sangre no solo estaba vinculada a la supervivencia física, sino también a una red de amor y solidaridad que se extendía por todo el mundo.

Me di cuenta de que mi papel como donante iba más allá de ser un simple proveedor de sangre; era ser un embajador del amor incondicional que fluye a través de nuestras venas. Cada donación era un acto de afirmación de la vida, un tributo a la creencia de que, al dar, se crea un vínculo indestructible entre los donantes y aquellos que reciben el regalo de la vida.

La Dualidad de la Donación

Aunque mi viaje como donante estaba lleno de experiencias profundas y significativas, no puedo pasar por alto la dualidad intrínseca de la donación de sangre. Si bien cada acto estaba imbuido de un propósito noble y divino, también enfrenté momentos de reflexión y dolor.

La aguja que penetraba mi piel, aunque un pequeño precio a pagar, recordaba la fragilidad de mi propia existencia. Cada donación era una confrontación con la mortalidad, un recordatorio de que, a pesar de mi papel como portador de vida, también era un ser humano vulnerable.

El Peso de la Responsabilidad

Con el tiempo, el peso de la responsabilidad como donante se hizo más evidente. Las expectativas, aunque autoimpuestas, eran como un manto que llevaba sobre mis hombros. La responsabilidad de ser un héroe anónimo, de sostener la esperanza de aquellos que confiaban en mi sangre, se volvía a veces abrumadora.

Pero en esos momentos de duda y carga emocional, encontraba consuelo en la certeza de que mi viaje estaba guiado por un propósito más grande que yo mismo. Recordaba las palabras del médico que me llamó para compartir la historia del receptor cuya vida fue salvada por mi donación: **"Usted es más que un donante, es un héroe anónimo".**

El Milagro de la Continuidad

Al llegar al punto culminante de estos cuarenta años de donación de sangre, reflexiono sobre el milagro de la continuidad. La chispa que encendió la llama en aquella clínica humilde se convirtió en un fuego que arde con un propósito divino. A través de altibajos, desafíos y encuentros inesperados, el hilo de amor tejido por cada donación persiste, más fuerte que nunca.

Mi viaje como donante de sangre no solo ha sido una travesía de servicio, sino también una revelación constante del propósito de Dios en mi vida. Cada gota donada ha sido un testimonio del amor divino que fluye a través de nosotros, manifestándose en la entrega desinteresada y en la conexión indestructible entre el donante y el receptor.

En el próximo capítulo, explicaremos la evolución de mi propósito como donante y cómo esta travesía ha impactado no solo mi vida, sino también la vida de aquellos que han cruzado mi camino.

Capítulo 4:

Un lazo invisible que une vidas

Se explora la conexión que se crea entre el donante y el receptor de la sangre. Se reflexiona sobre cómo este acto de generosidad crea un vínculo invisible que une a dos personas de forma inesperada.

Cuarenta años de donación de sangre desde el año 1983 hasta el año 2023, han trascendido el simple acto físico de ofrecer una parte de mí mismo para el beneficio de otros. Ha sido un viaje en el que he descubierto el poder de un lazo invisible que conecta vidas de maneras que desafían las limitaciones de la comprensión humana. En este capítulo, explicaremos cómo este lazo, tejido a lo largo de décadas de servicio desinteresado, ha dejado una huella profunda y eterna en el tejido de mi existencia.

Tejiendo el Tapiz de la Vida

La donación de sangre es cómo tejer un tapiz donde cada hilo representa una conexión única entre donante y receptor. A lo largo de los años, este tapiz ha crecido en complejidad y belleza, con cada donación agregando un matiz único a la historia colectiva de aquellos cuyas vidas he tocado. Cada hilo se entrelaza con otros en una danza armoniosa, creando un patrón que refleja la riqueza de la experiencia compartida.

En una clínica de donación, conocí a Carmen, una joven madre que luchaba contra una enfermedad que amenazaba su vida. Mi sangre, ofrecida sin conocer a la destinataria, se convirtió en el hilo que le dio fuerzas para enfrentar la adversidad. Años después, en un evento comunitario, nos encontramos de nuevo. Esta vez, Carmen estaba radiante de salud, acompañada por su familia. El lazo invisible se manifestó en su sonrisa y en el abrazo de agradecimiento que compartimos, demostrando que cada donación contribuye a un tapiz en constante evolución.

El Compromiso Evoluciona: De la Sangre al Corazón

Lo que comenzó como un compromiso de donar sangre evolucionó en un acto que iba más allá de la mera biología. Mi propósito se expandió desde la entrega física de sangre hasta la conexión emocional y espiritual con aquellos cuyas vidas estaban entrelazadas con la mía. En mi encuentro con Diego, un joven que enfrentaba una cirugía complicada, descubrí que la donación de sangre no solo era un acto de salvación física, sino también una intervención en el tejido mismo de las emociones y las esperanzas.

Diego y yo nos encontramos durante un evento de donación, y su historia me conmovió profundamente. La cirugía para la que mi sangre estaba destinada era un paso crucial en su viaje hacia la salud. Nuestro lazo invisible no solo se forjó en la unidad física de nuestra sangre compartida, sino también en la comprensión compartida de la vulnerabilidad humana. Este encuentro dejó una impresión duradera en mi corazón y solidifica mi creencia de que la donación de sangre no solo es un acto físico, sino una expresión de la conexión profunda que compartimos como seres humanos.

El Testimonio de un Héroe Anónimo

A lo largo de las décadas, he sido testigo del poder transformador de un lazo invisible que convierte a cada donante en un héroe anónimo. En un hospital lejano, conocí a Sofía, una enfermera que, durante una emergencia médica, recibió una transfusión de sangre que salvó su vida. Años después, durante un evento de concientización, nos encontramos de nuevo. Esta vez, Sofía estaba al frente de una campaña para motivar a otros a donar sangre y compartir el regalo que le habían dado.

El testimonio de Sofía resonó con muchos, inspirando a otros a reconocer el impacto de la donación de sangre en la vida de las personas. Se convirtió en la encarnación de cómo un héroe anónimo puede desencadenar una cadena de eventos que transforman no solo a los receptores, sino también a la comunidad en su conjunto. El lazo invisible que nos conectaba como donante y receptora se había expandido para abarcar a aquellos que, inspirados por su historia, se unieron a la causa de la donación de sangre.

Historias de Encuentros CÃ³smicos

A lo largo de mi trayectoria como donante, he experimentado encuentros que parecían guiados por fuerzas cósmicas más allá de nuestra comprensión. Durante una campaña de donación en un pequeño pueblo, me encontré con Ana, una anciana cuya vida había estado marcada por la pérdida y la soledad. Mi donación de sangre no sólo le proporcionó vitalidad física, sino también una compañía que parecía llenar un vacío en su alma.

En nuestras conversaciones, descubrimos conexiones sorprendentes entre nuestras vidas, como si estuviéramos destinados a cruzarnos en ese momento y lugar específicos. Este encuentro fue más allá de la mera casualidad; era un ejemplo de cómo el lazo invisible nos conecta con personas que necesitan más que una transfusión física; necesitan la chispa de la conexión humana.

El Don de la Continuidad

La donación de sangre se ha convertido en mi don de continuidad, una manera de trascender el tiempo y dejar una marca indeleble en la historia de la humanidad. Con cada donación, planto semillas de amor y esperanza que germinan en la vida de aquellos que las reciben. Cada encuentro, cada historia compartida, contribuye a un legado que va más allá de mi existencia individual.

En una ocasión, durante una ceremonia de reconocimiento, conocí a Julia, una joven que había superado una enfermedad grave con la ayuda de varias transfusiones de sangre. Verla parada allí, sana y llena de vida, fue una confirmación tangible de que mi compromiso como donante trascendía mi propia cronología. El lazo invisible no solo conectaba nuestras vidas en el presente, sino que también tejía hilos en el tapiz del futuro.

Desafíos y Renovación del Lazo Invisible

Como en cualquier viaje largo, enfrenté desafíos que pusieron a prueba mi compromiso con la donación de sangre. Momentos de agotamiento físico y emocional me llevaron a cuestionar la sostenibilidad de mi papel como donante. Sin embargo, cada vez que consideraba retirarme, una nueva historia, un nuevo encuentro, renovaba mi conexión con el propósito más grande que guiaba mi servicio.

Los desafíos no debilitaron el lazo invisible; al contrario, lo fortalecieron. Aprendí que la renovación del compromiso no solo se encontraba en la donación de sangre en sí, sino también en la capacidad de adaptarse a los cambios, superar obstáculos y abrazar la evolución constante del propósito.

El Arte de Tejer Memorias Inolvidables

En este capítulo de mi viaje, he comprendido que la donación de sangre es el arte de tejer memorias inolvidables en el tapiz de la vida. Cada hilo, cada encuentro, cada historia compartida es una nota en la sinfonía de la existencia humana. Mi viaje como donante ha sido más que un acto de generosidad; ha sido la creación de una obra maestra que resuena a través del tiempo.

El lazo invisible persiste, y su influencia no se desvanece con el tiempo. Al mirar hacia atrás, veo el rastro de amor y esperanza que he dejado en mi camino. Cada vida tocada por mi donación es un recordatorio de que la generosidad, manifestada a través del lazo invisible, es un regalo que trasciende la individualidad y se convierte en una expresión colectiva de humanidad.

En el próximo capítulo, explicaremos el legado que estoy construyendo a medida que mi viaje como donante de sangre continúa y cómo la donación se ha convertido no solo en un acto de servicio, sino en una parte esencial de mi identidad y propósito.

Capítulo 5:

La recompensa de una vida dedicada a salvar vidas

En este capítulo, se habla de la satisfacción personal que se deriva de donar sangre. Se describe cómo este acto altruista puede brindar una profunda sensación de bienestar y significado a la vida.

Cuarenta años de donación de sangre han sido una travesía de amor, esperanza y servicio desinteresado. En este capítulo, exploraremos cómo la dedicación a salvar vidas ha sido, en sí misma, una recompensa que ha transformado mi existencia y ha dejado una huella imborrable en el tejido de mi propósito.

El Arte de Dar sin Esperar nada a cambio

La donación de sangre se convirtió en un arte de dar sin esperar nada a cambio. Cada vez que ofrecía una porción de mí mismo, no solo estaba proporcionando un recurso vital, sino sembrando las semillas de compasión y solidaridad en el jardín de la humanidad. A medida que pasaron las décadas, descubrí que la recompensa no residía en el reconocimiento externo o los elogios, sino en la satisfacción interna de saber que estaba contribuyendo al bienestar de otros.

El Impacto Silencioso de una Gota de Sangre

A lo largo de los años, he sido testigo del impacto silencioso pero profundo de una gota de sangre. En una de mis primeras donaciones, empecé a donar sangre al llamado que Dios me hizo cuando tenía solo 19 años en 1983, conocí a Laura, una joven madre que necesitaba una transfusión para superar complicaciones durante el parto. El llanto de su bebé y la gratitud en sus ojos fueron suficientes para hacerme comprender que cada gota donada tenía el potencial de cambiar el curso de una vida. En la noche de ese mismo día de la donación de mi sangre, el Señor me habló en sueños y escuche su voz, Siervo mío hoy nació tu esposa y se llama Marta, que significa **Servir a los demás sin esperar nada a cambio.**

Este impacto no se limitó a las situaciones críticas; también se manifestó en las pequeñas victorias diarias de aquellos cuyas vidas se beneficiaron de la donación de sangre. Encontrar historias de recuperación, superación y alegría en el camino era la recompensa silenciosa pero extraordinaria que venía con cada acto de generosidad.

El Poder Transformador del Agradecimiento

A lo largo de las décadas, el agradecimiento de aquellos a quienes mi sangre tocó ha sido una fuerza transformadora. Cada carta de agradecimiento, cada expresión de gratitud, se convertía en un faro que iluminaba mi camino. En un evento comunitario, conocí a Daniel, un joven que había superado una enfermedad grave gracias a varias transfusiones de sangre. Su agradecimiento sincero y su abrazo emocionado fueron la recompensa que trascendía las palabras.

Estos momentos de gratitud no solo fortalecen mi compromiso como donante, sino que también recordaban la importancia de reconocer y apreciar las contribuciones altruistas en la sociedad. La recompensa del agradecimiento, tan simple pero poderosa, se volvió un recordatorio constante de que cada donación estaba tejida en la trama de la gratitud universal.

La Construcción de un Legado Duradero

A medida que mi viaje como donante continuaba, me di cuenta de que estaba construyendo un legado que trascendía el tiempo. Cada donación, cada encuentro, era un ladrillo en la edificación de una narrativa que se extendería mucho más allá de mi propia vida. La recompensa de saber que mi servicio resonará en la historia de la humanidad se volvía más evidente con cada año que pasaba.

El legado no estaba solo en las vidas que había tocado directamente con mi sangre, sino también en la inspiración que dejaba a aquellos que se unían a la causa de la donación. La semilla que plantaba con cada acto de generosidad se convertía en un árbol frondoso que proporcionaba sombra y refugio a las generaciones futuras. La recompensa no era solo para mí; era para todos aquellos que se beneficiarían de una cadena perpetua de amor y servicio.

El Reconocimiento Interno: Una Recompensa Invaluable

A lo largo de los años, he aprendido que el reconocimiento más profundo y significativo proviene de dentro. La satisfacción interna de saber que he sido un instrumento para el bien, un catalizador de esperanza y curación, se convirtió en una recompensa invaluable que alimentaba mi alma. Cada latido de mi corazón resonaba con el propósito divino que me guiaba en este viaje, recordando que estaba cumpliendo una misión que iba más allá de las apariencias externas.

Este reconocimiento interno se convertía en la luz que iluminaba los momentos de duda y desánimo. En los momentos en que enfrentaba desafíos personales o cuando las circunstancias parecían abrumadoras, recordaba la recompensa interna que venía con la donación de sangre. La sensación de ser parte de algo más grande, de **ser un agente de cambio en la vida de otros**, era un tesoro que ningún elogio externo podía igualar.

El Tejido de la Comunidad Global

La recompensa de una vida dedicada a salvar vidas también se extendía a la conciencia de ser parte de una comunidad global unida por un propósito común. A medida que participaba en campañas internacionales de donación de sangre y colaboraba con organizaciones benéficas a nivel mundial, comprendí que mi servicio no tenía fronteras. La donación de sangre trascendía las barreras geográficas, culturales y lingüísticas para formar un tejido interconectado que unía a la humanidad en su diversidad.

La comunidad global de donantes compartía historias, estrategias y desafíos, creando un espacio donde las experiencias individuales se entrelazan en una narrativa colectiva. La recompensa de pertenecer a esta comunidad, La Cruz Roja Internacional, era la sensación de solidaridad que emanaba de saber que, juntos, estábamos tejiendo un tapiz de vida y esperanza en cada rincón del planeta.

La Reiteración del Propósito Divino

En cada latido de mi corazón, en cada gota de sangre donada, sentía la reiteración del propósito divino en mi vida. La recompensa de ser un instrumento para la manifestación del amor y la compasión divinos se volvía más clara a medida que avanzaba en mi viaje. Cada donación era un acto de servicio que resonaba con la voluntad divina de dar sin esperar nada a cambio.

La recompensa no solo yacía en la satisfacción personal, sino en la conexión profunda con la creencia de que mi servicio estaba alineado con un propósito divino más grande. Cada encuentro, cada historia compartida, reafirmaba mi convicción de que donar sangre era una respuesta a la llamada divina de ser un canal de amor y sanación en el mundo.

El Viaje Continúa: La Promesa de Mañanas Renovados

En el umbral de los cuarenta años de donación de sangre, miró hacia el futuro con la promesa de mañanas renovadas. La recompensa de una vida dedicada a salvar vidas no es solo un logro del pasado, sino una promesa continua de que cada donación seguirá tejiendo el tapiz de la existencia con hilos de esperanza y propósito.

El viaje no termina aquí; continúa en la próxima donación, en la próxima historia compartida, en el próximo acto de servicio. En el próximo capítulo, exploraremos cómo la donación de sangre ha moldeado no solo mi pasado y mi presente, sino también cómo

seguirá definiendo mi legado en los días por venir. La recompensa de una vida dedicada a salvar vidas se manifiesta no solo en el pasado, sino en la promesa de un futuro lleno de significado y servicio continuo.

Capítulo 6:

El poder de la comunidad: 40 años al servicio de la humanidad

Se celebra la trayectoria de 40 años donando sangre. Se destaca el impacto positivo que has tenido en la vida de incontables personas y se reconoce tu compromiso con la comunidad.

Cuarenta años de donación de sangre me han llevado por un camino marcado por el poder transformador de la comunidad. En este capítulo, exploraremos cómo la colaboración, la solidaridad y la unión han sido pilares fundamentales en mi viaje, revelando el impacto colectivo de la donación de sangre en la humanidad.

Forjando Lazos de Solidaridad

Desde el inicio de mi viaje como donante, entendí que la donación de sangre no era un acto individual, sino una manifestación de la solidaridad entre los miembros de una comunidad. En cada clínica de donación, experimenté la conexión con otras personas que, al igual que yo, compartían el deseo de contribuir al bienestar de la comunidad. La donación de sangre se convirtió en un acto de unión, uniendo a personas de diversas edades, trasfondos y experiencias en la causa común de salvar vidas.

En un evento comunitario particular, conocí a José, un agricultor local. Aunque nuestras vidas tenían contextos diferentes, nuestra decisión de donar sangre creó un lazo compartido de servicio. La solidaridad no se limitaba a las paredes de la clínica; se extendía a través de los corazones de aquellos que se unían en un propósito común. Esta solidaridad era una fuerza poderosa que recordaba que éramos parte de algo más grande que nosotros mismos.

Campañas de Donación: La Magia de la Movilización Colectiva

Participar en campañas de donación de sangre reveló la magia de la movilización colectiva. La comunidad se convertía en el motor que impulsaba eventos masivos donde donantes se congregaron para marcar la diferencia. En una de estas campañas, presencié cómo cientos de personas se unían en un acto de generosidad coordinada. La sala resonaba con risas, charlas y la vibrante energía de aquellos que compartían el compromiso de salvar vidas.

Este poder de la comunidad no solo se traducía en una mayor cantidad de donaciones, sino que también generaba conciencia y fomentaba una cultura de cuidado mutuo. La movilización colectiva se convertía en un recordatorio de que, cuando nos unimos, somos capaces de lograr cambios significativos y positivos en la sociedad.

El Rol Vital de las Organizaciones Benéficas y Comunitarias

A lo largo de los años, las organizaciones benéficas y comunitarias desempeñaron un rol vital en el fortalecimiento del tejido de apoyo que sustentaba la donación de sangre. Colaborar con estas organizaciones no solo amplificaba el alcance de mi servicio, sino que también proporcionaba recursos adicionales para la educación y concientización sobre la importancia de la donación.

Una asociación memorable fue con la Asociación de Voluntarios de Salud, donde participé en programas educativos en escuelas locales. Estas iniciativas no solo promueven la donación de sangre entre jóvenes, sino que también cultivan una cultura de responsabilidad y empatía desde temprana edad. La sinergia entre donantes individuales y organizaciones comunitarias era un testimonio del poder transformador de la colaboración.

Conectando con Historias de Impacto Colectivo

A medida que mi compromiso con la donación de sangre crecía, me encontré con historias de impacto colectivo que resonaban en toda la comunidad. Una de las experiencias más conmovedoras fue la historia de María, una madre soltera que, gracias a la campaña de donación de sangre en la comunidad, recibió las transfusiones que necesitaba para superar complicaciones en el parto.

La historia de María no sólo inspiró a más personas a unirse a la causa, sino que también demostró cómo el poder de la comunidad podía cambiar el curso de la vida de aquellos que enfrentaban desafíos médicos. Las narrativas de impacto colectivo se convirtieron en herramientas poderosas para motivar a otros a contribuir y reforzaron la idea de que, como comunidad, éramos capaces de lograr milagros cotidianos.

Tejiendo Redes de Apoyo: Más Allá de las Donaciones Físicas

El poder de la comunidad no se limitaba solo a las donaciones físicas de sangre; también se manifestaba en la creación de redes de apoyo emocional. Las clínicas de donación no solo ofrecían un espacio para contribuir con sangre, sino que también se convertían en lugares donde las personas compartían experiencias, encontraban consuelo y se apoyaban mutuamente.

En una de mis visitas a la clínica, conocí a Laura, una joven que enfrentaba un diagnóstico desafiante. Aunque no podía donar sangre debido a razones médicas, su presencia en la clínica era un testimonio de la importancia de la comunidad como fuente de aliento y fuerza. La conexión emocional que se formaba en estos lugares iba más allá de las donaciones físicas y creaba una red de apoyo que sostenía a aquellos que enfrentan momentos difíciles.

Crisis y Respuestas Comunitarias

En momentos de crisis, la comunidad demostraba su resiliencia y capacidad para responder de manera unificada. Durante situaciones de emergencia, como desastres naturales o epidemias, la movilización colectiva para donar sangre se volvía aún más crucial. Experimenté esto de primera mano durante la respuesta comunitaria a un terremoto que afectó nuestra región.

La rapidez con la que la comunidad se unió para donar sangre y brindar apoyo a los afectados fue un testimonio conmovedor del espíritu humano de solidaridad. En medio de la tragedia, la donación de sangre se destacaba como una respuesta tangible y significativa que conectaba a la comunidad en la reconstrucción y curación.

Círculos Virtuosos: La Perpetuidad de la Generosidad

La donación de sangre, impulsada por el poder de la comunidad, creaba círculos virtuosos de generosidad. Aquellos que habían recibido donaciones a menudo sentían la llamada a dar de vuelta, creando un ciclo continuo de apoyo y servicio. Las historias de ex receptores que se convierten en donantes activos eran una prueba tangible de cómo la generosidad se multiplicaba y se perpetuaba a lo largo del tiempo.

En una ceremonia de agradecimiento, conocí a Marta, quien, después de superar una enfermedad gracias a transfusiones de sangre, se convirtió en una defensora apasionada de la donación. Su dedicación inspiró a muchos en la comunidad a unirse al esfuerzo colectivo, generando un círculo virtuoso donde la generosidad se convertía en un legado perdurable.

El Propósito de Dios Reflejado en la Comunidad

A lo largo de estos cuarenta años, he llegado a comprender que el propósito de Dios se refleja de manera vívida en la comunidad. La donación de sangre no es solo un acto individual de servicio, sino una expresión colectiva de amor y cuidado mutuo. La conexión con otros donantes, receptores y aquellos que trabajan incansablemente en clínicas y organizaciones benéficas revela la trama divina tejida en la interconexión de nuestras vidas.

El poder de la comunidad no sólo ha enriquecido mi viaje como donante, sino que también ha fortalecido mi conexión con un propósito más grande. En la próxima etapa de este viaje, exploramos cómo el servicio a la humanidad a través de la donación de sangre se convierte en un acto de devoción, una manifestación palpable del propósito divino que nos llama a todos.

Capítulo 7

Inspirando a otros a seguir tu ejemplo

En este capítulo, se comparte tu historia como donante de sangre con el objetivo de inspirar a otras personas a unirse a esta noble causa. Se ofrece información sobre cómo y dónde donar sangre, así como los requisitos para ser donante.

Cuarenta años de donación de sangre han tejido un tapiz rico en experiencias, aprendizajes y, sobre todo, en la posibilidad de inspirar a otros a unirse a la noble causa de salvar vidas. En este capítulo, exploraremos cómo el simple acto de donar sangre se convierte en un faro de inspiración, iluminando el camino para aquellos que buscan significado y propósito en sus vidas.

El Testimonio Viviente: Una Historia Que Resuena

Cada vez que comparto mi historia como donante, no solo estoy hablando de mí mismo, sino de una historia colectiva de generosidad y servicio. Mi testimonio es un recordatorio de que la donación de sangre no es exclusiva de unos pocos, sino una invitación abierta a todos para ser parte de algo más grande. La historia de cuarenta años donando sangre se convierte así en un testimonio viviente de que cada persona tiene el poder de hacer una diferencia tangible.

En un evento comunitario, me encontré con María Isabel, una madre soltera que nunca había considerado donar sangre. Al escuchar mi testimonio y aprender sobre la importancia de la donación, decidió dar el paso y convertirse en donante regular. Su historia refleja cómo cada uno de nosotros puede ser un catalizador para el cambio, transformando la conciencia de aquellos que nos rodean.

Compartiendo el Porqué Detrás de la Donación

Inspirar a otros no solo implica compartir la acción de donar sangre, sino también el porqué que hay detrás. Explicar las motivaciones personales y la conexión emocional con el propósito más amplio puede resonar profundamente en el corazón de quienes escuchan. En muchas ocasiones, he compartido las razones detrás de mi compromiso continuo, destacando la necesidad de ser parte de algo significativo y contribuir al bienestar de la comunidad.

En una entrevista radial, tuve la oportunidad de hablar sobre las experiencias que me llevaron a iniciar este viaje. Al abrir mi corazón y compartir las motivaciones detrás de mis acciones, recibí mensajes de personas que se sintieron conmovidas y decidieron seguir mi ejemplo. Este acto de transparencia crea un puente emocional que conecta a los donantes con un propósito más profundo.

Visibilidad en la Comunidad: El Poder de Ser Visto

La visibilidad desempeña un papel crucial en la inspiración. Participar activamente en eventos comunitarios, ser parte de campañas de concientización y utilizar plataformas en línea contribuyen a hacer que la donación de sangre sea visible y accesible para todos. La visibilidad no solo es una herramienta de concientización, sino una forma de mostrar que cada donante es parte de una comunidad más grande.

En una feria local, establecimos un puesto de donación de sangre que atrajo la atención de muchos. La visibilidad de la actividad inspiró a aquellos que tal vez nunca habían considerado donar antes. La acción de ser visto donando sangre desmitifica el proceso y demuestra que la donación es una parte valiosa y alcanzable de la vida cotidiana.

El Efecto Dominó: De Uno a Muchos

Inspirar a otros a donar sangre tiene un impacto que va más allá del individuo inicial. El efecto dominó se manifiesta cuando una persona decide donar, influenciando a otros en su círculo social a hacer lo mismo. Esta cadena de inspiración puede crear una ola de generosidad que se extiende por toda la comunidad.

En un evento de donación masiva, presencié cómo la decisión de un grupo de amigos de donar sangre motivó a otros a unirse a la causa. La iniciativa de unos pocos se convirtió en una experiencia compartida que resonó en la comunidad, demostrando que el poder de inspirar puede llevar a resultados multiplicados.

Mentoría: Guiando a Nuevos Donantes

La mentoría desempeña un papel fundamental en el proceso de inspiración. Acompañar a nuevos donantes, compartir experiencias y brindar apoyo emocional puede ser crucial para superar miedos o inseguridades. La mentoría no solo crea un sentido de comunidad entre donantes, sino que también asegura que aquellos que dan sus primeros pasos se sientan respaldados en su viaje.

Como mentor, he tenido la oportunidad de guiar a Ricardo, un joven que inicialmente dudaba en donar sangre. A través de conversaciones y al compartir mi experiencia, logramos superar sus aprehensiones y convertirlo en un donante regular. La mentoría no solo es una guía práctica, sino un recordatorio constante de que todos pueden ser una fuente de inspiración para los demás.

Innovación en la Concientización: Llegando a Nuevas Audiencias

La innovación desempeña un papel clave en llegar a nuevas audiencias. Campañas creativas, el uso efectivo de las redes sociales y la colaboración con líderes de opinión pueden expandir el mensaje de la donación de sangre a diferentes grupos demográficos. La adaptación a los cambios en la forma en que la información se consume es esencial para mantener la relevancia y llegar a un público diverso.

En un proyecto colaborativo con influencers locales, creamos contenido creativo que destacaba la importancia de donar sangre. Esta iniciativa no solo alcanzó a una audiencia más amplia, sino que también generó un diálogo positivo en línea, alentando a otros a unirse a la causa.

Reconociendo y Celebrando a los Donantes

Reconocer y celebrar a los donantes es una forma poderosa de inspirar a otros. Destacar las contribuciones individuales, compartir historias de éxito y expresar gratitud pública crea un ambiente donde la donación de sangre es valorada y aplaudida. Este reconocimiento no solo es una muestra de aprecio, sino también un estímulo para que otros se unan a la causa.

En un evento de agradecimiento anual, dedicamos un espacio para destacar a donantes destacados y compartir sus historias. La respuesta positiva de la comunidad no solo inspiró a los donantes existentes a continuar su servicio, sino que también generó interés entre nuevos miembros potenciales.

La Gratitud como Ciclo de Inspiración

La gratitud es un componente esencial en el ciclo de inspiración. Mostrar agradecimiento a los donantes, ya sea a través de eventos de reconocimiento o simplemente expresando palabras de agradecimiento, crea un ciclo positivo donde la comunidad se siente valorada y motivada a continuar su compromiso.

En una ocasión especial, reunimos a donantes y receptores para compartir historias y expresar gratitud mutua. Este evento no solo fortaleció los lazos dentro de la comunidad, sino que también resaltó cómo la gratitud puede ser una fuente continua de inspiración recíproca.

Conclusión: El Legado de la Inspiración Continua

A lo largo de estas páginas, hemos explorado cómo la donación de sangre, más allá de ser un acto individual, se convierte en un faro de inspiración que ilumina el camino para otros. Inspirar a otros a donar sangre no solo es un evento aislado, sino un legado continuo que trasciende generaciones. Cada historia compartida, cada mentoría ofrecida, cada muestra de gratitud crea un ciclo de inspiración que perdura en el tiempo.

A medida que reflexiono sobre cuarenta años de donación de sangre, me llena de alegría saber que mi viaje no solo ha sido personal, sino también un regalo para la comunidad. La inspiración se convierte en una fuerza que impulsa a individuos a dar lo mejor de sí mismos, contribuyendo a un propósito más amplio que va más allá de la donación física de sangre.

En el próximo capítulo, exploraremos cómo la inspiración se convierte en devoción, cómo el servicio a la humanidad a través de la donación de sangre se convierte en una manifestación palpable del propósito divino que nos llama a todos.

Capítulo 8

Derribando mitos y miedos en torno a la donación de sangre

Se abordan los mitos y las ideas erróneas que existen sobre la donación de sangre. Se ofrece información veraz y basada en evidencia científica para disipar estos temores y fomentar la participación en la donación.

A lo largo de mis cuarenta años de compromiso con la donación de sangre, he enfrentado numerosos mitos y miedos que rodean este acto altruista. En este capítulo, exploramos algunos de los conceptos erróneos más comunes y desentrañar vemos las verdades detrás de la donación de sangre, buscando derribar barreras que puedan disuadir a posibles donantes.

Mito 1: "La Donación de Sangre Es Dolorosa y Peligrosa"

Uno de los mitos más persistentes es el temor al dolor y al peligro asociado con la donación de sangre. En realidad, el proceso es bastante sencillo y no causa un dolor significativo. La aguja utilizada es más pequeña que las que se utilizan para otras pruebas médicas comunes. Además, el personal médico capacitado se asegura de que el procedimiento sea seguro y cómodo.

Al compartir mi experiencia en numerosas donaciones, he buscado disipar este mito. Compartir anécdotas sobre cómo la mayoría de las personas experimentan solo una leve molestia durante la inserción de la aguja ha ayudado a muchos a superar este temor. Además, resaltar los rigurosos controles de seguridad en los centros de donación refuerza la idea de que la donación de sangre es un proceso seguro y cuidadosamente supervisado.

Mito 2: "La Donación de Sangre Toma Mucho Tiempo"

Otro mito común que puede disuadir a las personas de donar es la percepción de que el proceso es largo y consume mucho tiempo. En realidad, la donación de sangre típicamente lleva entre 10 y 15 minutos, mientras que el proceso completo, que incluye el registro y la recuperación post-donación, generalmente toma menos de una hora.

Al participar en campañas de concientización y educación, he destacado la eficiencia del proceso de donación. Muchas personas no están al tanto de la rapidez con la que se puede hacer una contribución significativa. Al mostrar que incluso una hora de su tiempo puede marcar una gran diferencia en la vida de los demás, se derriba este mito y se alienta a más personas a considerar la donación.

Mito 3: "No Puedo Donar Sangre Porque Tengo Miedo a las Agujas"

El miedo a las agujas es una barrera común para la donación de sangre. Sin embargo, superar este miedo puede ser una experiencia liberadora y empoderadora. Muchos donantes regulares admiten haber tenido miedo inicialmente, pero encontraron que la realidad no coincidía con sus expectativas.

En mi viaje, he compartido mi propia superación del miedo inicial a las agujas. Narrar cómo la sensación es mucho menos intensa de lo que imaginaba inicialmente y cómo el beneficio de salvar vidas supera cualquier incomodidad momentánea ha sido una estrategia efectiva para alentar a aquellos que comparten este miedo.

Mito 4: "No Puedo Donar Sangre Porque Tengo Una Condición Médica"

Muchas personas creen erróneamente que ciertas condiciones médicas los excluyen automáticamente de ser donantes. Aunque algunas condiciones médicas pueden limitar o posponer temporalmente la elegibilidad, la mayoría de las personas puede donar sangre de manera segura.

Colaborar con profesionales de la salud y organizaciones médicas para difundir información precisa ha sido clave para abordar este mito. Aclarar que, incluso con ciertas condiciones médicas, la elegibilidad para donar puede ser evaluada caso por caso por profesionales médicos capacitados ha ayudado a desmitificar este concepto y brindar una comprensión más realista de quiénes pueden ser donantes.

Mito 5: "Donar Sangre Es Solo para Personas Jóvenes y Saludables"

Existe la percepción equivocada de que la donación de sangre está reservada para personas jóvenes y saludables. En realidad, las personas de todas las edades y estados de salud pueden ser donantes, siempre y cuando cumplan con los criterios de elegibilidad establecidos por los profesionales de la salud.

Participar en campañas que destacan la diversidad de donantes, desde jóvenes de 18 años a adultos 65 años hasta personas mayores, ha sido fundamental para desmentir este mito. Mostrar que la donación de sangre es un acto inclusivo que puede ser adoptado por una amplia variedad de individuos ayuda a cambiar la percepción de que solo ciertos grupos son aptos para donar.

Mito 6: "La Donación de Sangre Es Solo para Emergencias"

Algunas personas creen que la donación de sangre solo es necesaria en situaciones de emergencia. Sin embargo, la necesidad de sangre es constante para diversas situaciones médicas, desde cirugías programadas hasta tratamientos contra el cáncer. No esperar a que ocurra una crisis es esencial para mantener los suministros de sangre y asegurar que estén disponibles cuando sea necesario.

Educando a la comunidad sobre la demanda continua de sangre y cómo las donaciones regulares son esenciales, he buscado derribar este mito. Resaltar cómo cada donación contribuye a mantener un suministro constante y listo para su uso ha sido clave para desvincular la donación de sangre exclusivamente de situaciones de emergencia.

Mito 7: "Solo Puedo Donar Sangre en Grandes Catástrofes"

Relacionado con el mito anterior, algunas personas creen que la donación de sangre solo es necesaria en grandes catástrofes. Esta percepción errónea puede llevar a una falta de donaciones durante períodos más tranquilos, lo que resulta en una disminución de los suministros cuando ocurren emergencias.

Al enfatizar la importancia de la donación constante y regular, he buscado desafiar esta idea. Mostrar cómo las donaciones diarias mantienen los bancos de sangre preparados para cualquier eventualidad ha sido crucial para cambiar la mentalidad de que solo las crisis requieren donaciones masivas.

Mito 8: "No Puedo Donar Sangre Porque Viajo Mucho"

La idea de que las personas que viajan con frecuencia no pueden ser donantes es un mito común. Aunque existen restricciones temporales después de ciertos tipos de viajes, la mayoría de las personas que viajan con regularidad aún pueden ser donantes. Los profesionales de la salud evalúan la

elegibilidad caso por caso, teniendo en cuenta factores específicos como las regiones visitadas y las posibles exposiciones a enfermedades transmitidas por la sangre.

Participar en campañas de concientización sobre la donación de sangre y viajes ha sido útil para abordar este mito. Clarificar que, en muchos casos, las personas que viajan pueden ser donantes ha alentado a aquellos que de otra manera podrían haberse sentido excluidos.

Mito 9: "La Donación de Sangre No Hace una Diferencia Real"

Quizás uno de los mitos más desalentadores es la creencia de que la donación individual de sangre no hace una diferencia significativa. Nada podría estar más lejos de la verdad. Cada donación, por modesta que sea, tiene el potencial de salvar vidas y mejorar la salud de quienes la reciben.

A lo largo de mi viaje, he compartido historias reales de personas cuyas vidas fueron salvadas gracias a donaciones de sangre. Estas narrativas personales han sido poderosas herramientas para derribar la percepción de que la contribución individual es insignificante. Ilustrar cómo la donación de sangre crea un impacto tangible ha motivado a muchas personas a superar sus dudas y convertirse en donantes.

Conclusión: Abriendo Camino a la Verdad

A medida que desentrañamos estos mitos comunes, abrimos el camino a la verdad detrás de la donación de sangre. Derribar barreras de miedos infundados y conceptos erróneos es esencial para construir una comunidad de donantes comprometidos y garantizar que los bancos de sangre cuenten con suministros adecuados en todo momento.

En el próximo capítulo, exploraremos cómo la verdad sobre la donación de sangre se convierte en un acto de devoción, cómo superar los mitos y miedos es un paso crucial hacia el cumplimiento del propósito divino que nos llama a todos.

Capítulo 9

La importancia de la sangre en la medicina moderna

En este capítulo, se explica el papel fundamental que juega la sangre en la medicina moderna. Se describe cómo las donaciones de sangre son esenciales para realizar cirugías, trasplantes y otros procedimientos médicos que salvan vidas.

A medida que reflexionamos sobre cuarenta años de dedicación a la donación de sangre, es imperativo comprender la magnitud de la importancia de la sangre en la medicina moderna. En este capítulo, exploraremos cómo la sangre no solo es vital para la supervivencia humana, sino también un recurso invaluable que impulsa la innovación médica y transforma vidas de maneras que a menudo pasan desapercibidas.

La Sangre como Vida

Desde tiempos inmemoriales, la sangre ha sido considerada como la esencia misma de la vida. Su flujo constante y vitalidad simbolizan la salud y el vigor de un individuo. Pero más allá de su simbolismo, la sangre es un componente fundamental del sistema circulatorio que nutre, oxigena y mantiene el cuerpo en funcionamiento.

Mi compromiso continuo con la donación de sangre se ha basado en el entendimiento de que, al compartir este recurso vital, estoy contribuyendo directamente a la salud y bienestar de mi comunidad. Cada donación es una ofrenda de vida, una oportunidad de ser un catalizador para la curación y la esperanza.

Sangre: Más que un Líquido Rojo

La visión de la sangre como simplemente un líquido rojo ha evolucionado a medida que la ciencia médica ha avanzado. La sangre es un tejido líquido que contiene una asombrosa variedad de células y componentes, cada uno con funciones específicas y cruciales. Los glóbulos rojos transportan oxígeno, los glóbulos blancos defienden contra infecciones, y las plaquetas son fundamentales para la coagulación.

En mis interacciones con profesionales de la salud y expertos en medicina, he llegado a apreciar la complejidad y la maravilla de la sangre. Al entender la riqueza de sus componentes, he ganado una profunda apreciación por la capacidad de la sangre para regenerar y sanar.

La Medicina de la Transfusión: Salvando Vidas en Momentos Críticos

La práctica de la transfusión de sangre ha sido un pilar en la medicina moderna. Las transfusiones salvan vidas en situaciones de emergencia, como accidentes automovilísticos y cirugías complejas. Además, son esenciales para tratar afecciones médicas crónicas como la anemia y ciertos tipos de cáncer.

Mis experiencias como donante han estado intrínsecamente ligadas a la comprensión de que cada unidad de sangre donada puede marcar la diferencia entre la vida y la muerte. Al participar en campañas de concientización sobre la importancia de las transfusiones, he buscado subrayar cómo cada donación contribuye a un banco de sangre que está listo para intervenir en momentos críticos.

La Sangre como Aliada en el Tratamiento del Cáncer

La relación entre la sangre y el tratamiento del cáncer es un área de creciente importancia en la medicina moderna. La terapia de transfusión de sangre y plaquetas juega un papel vital en el apoyo a pacientes con cáncer que a menudo experimentan disminución de células sanguíneas debido a la enfermedad o la agresividad de los tratamientos como la quimioterapia.

A lo largo de los años, he tenido el privilegio de conocer a personas cuyas vidas fueron transformadas por la donación de sangre durante su batalla contra el cáncer. Escuchar sus historias ha fortalecido mi compromiso, al comprender cómo mi contribución no sólo alivia el sufrimiento, sino que también facilita tratamientos cruciales.

El Poder de la Sangre en la Cirugía

La cirugía moderna depende en gran medida de la disponibilidad de sangre y productos sanguíneos. Durante procedimientos quirúrgicos, las transfusiones son esenciales para compensar la pérdida de sangre y mantener la estabilidad del paciente. Además, la sangre es una fuente valiosa de plasma y otros componentes utilizados en tratamientos específicos.

Participar en programas educativos que resaltan el papel crítico de la sangre en la cirugía ha sido una prioridad para mí. Desmitificar el proceso de donación y destacar cómo cada donante contribuye a la seguridad y el éxito de las intervenciones quirúrgicas ha sido esencial para inspirar a otros a unirse a esta causa.

Sangre y Embarazo: Garantizando un Comienzo Saludable

La sangre desempeña un papel fundamental en la salud materna y fetal durante el embarazo. Las complicaciones médicas durante el embarazo pueden requerir transfusiones para garantizar la salud de la madre y el bebé. Además, la donación de sangre es crucial en situaciones de riesgo como la hemorragia postparto.

Al colaborar con organizaciones que se centran en la salud materna, he buscado aumentar la conciencia sobre la necesidad continua de donaciones de sangre para apoyar a las mujeres embarazadas. La responsabilidad compartida de proteger la vida en todas sus etapas se convierte en un motivador poderoso para donar.

Investigación Médica: La Sangre como Herramienta de Investigación

La sangre no solo es un recurso para tratamientos médicos, sino también una herramienta invaluable en la investigación médica. Los estudios sanguíneos permiten comprender mejor enfermedades, desarrollar nuevas terapias y mejorar la atención médica en general. Donantes regulares contribuyen no solo a las necesidades inmediatas de los pacientes, sino también al avance continuo de la ciencia médica.

A lo largo de mi viaje como donante, he sido testigo de cómo la sangre se convierte en un elemento vital en laboratorios de investigación. El conocimiento de que mi contribución va más allá de un impacto individual para convertirse en una pieza del rompecabezas que avanza en la medicina me llena de gratitud y determinación.

La Sangre como Herramienta de Diagnóstico: Detectando Enfermedades Tempranas

Las pruebas sanguíneas son una herramienta esencial para el diagnóstico temprano de diversas condiciones médicas. Desde enfermedades infecciosas hasta trastornos genéticos, la sangre proporciona información valiosa que guía a los profesionales de la salud en la atención y el tratamiento de los pacientes.

Mi compromiso con la donación de sangre se ha ampliado al comprender cómo mi sangre puede ser una fuente de información vital para la detección temprana de enfermedades. La prevención y el diagnóstico precoz son pasos cruciales hacia un tratamiento efectivo, y cada donación contribuye a esa misión.

La Sangre como Conector de Comunidades y Culturas

La donación de sangre no solo es un acto médico; es un puente que conecta comunidades y culturas. La sangre es un recurso universal que no conoce fronteras ni distinciones. Al participar en campañas que destacan la diversidad de donantes y receptores, he buscado subrayar la conexión inherente que compartimos como seres humanos.

La sangre como unificador cultural se manifiesta en eventos comunitarios donde personas de diversas procedencias se unen para donar. La experiencia compartida de dar vida a través de la donación de sangre crea lazos que trascienden las diferencias, recordándonos nuestra humanidad compartida.

La Necesidad Permanente: Inspirando una Donación Continua

A medida que exploramos la importancia de la sangre en la medicina moderna, queda claro que la necesidad es constante y permanente. La demanda de sangre no se detiene, y la medicina moderna se apoya en la generosidad de donantes para seguir avanzando.

En mi viaje, he abogado por la donación continua, destacando cómo la constancia es esencial para satisfacer las necesidades cambiantes de la atención médica. Inspirar a otros a adoptar la donación como una práctica regular y comprometerse a contribuir de manera consistente es fundamental para mantener la estabilidad de los bancos de sangre.

Conclusión: La Sangre como Regalo Divino de Salud y Esperanza

A medida que cerramos este capítulo, reflexiono sobre cómo la sangre, más que un recurso médico, es un regalo divino de salud y esperanza. Cada donación es un acto de generosidad que trasciende las fronteras físicas y conecta a donantes y receptores en una red de cuidado y compasión.

En el próximo capítulo, exploraremos cómo la donación de sangre se convierte en una expresión tangible del propósito divino en mi vida, cómo cada gota de sangre compartida es un testimonio de servicio y devoción a la humanidad.

Capítulo 10

Un llamado a la acción: Dona sangre y salva vidas

Se hace un llamado a la acción, invitando a todos a unirse a la causa de la donación de sangre. Se enfatiza la importancia de la participación de la comunidad para garantizar el suministro de sangre necesario para salvar vidas.

Cuarenta años de donación de sangre han sido un viaje de servicio, devoción y descubrimiento de un propósito más profundo en mi vida. En este capítulo, extiendo un llamado apasionado a la acción. Donar sangre no es solo un acto físico; es una respuesta a un llamado divino que nos invita a ser instrumentos de esperanza y curación en el mundo.

El Impacto Transformador de la Donación de Sangre

Al mirar hacia atrás en mi viaje como donante, la transformación no solo ha sido externa, sino también interna. Donar sangre no solo ha tocado las vidas de aquellos que recibieron mis donaciones, sino que ha dejado una marca indeleble en mi propio corazón y espíritu.

Invito a cada lector a considerar el impacto transformador de la donación de sangre en sus propias vidas. Cada vez que extendemos nuestro brazo para dar, no solo estamos compartiendo un recurso físico, sino también sembrando semillas de esperanza y compasión en el tejido de la humanidad.

El Poder de la Comunidad: Unidos en el Propósito Común

La donación de sangre es un acto que une a comunidades en un propósito común: salvar vidas. Cada unidad donada representa un eslabón en la cadena de solidaridad que conecta a personas de todas las edades, géneros, razas y religiones. Al donar, nos convertimos en arquitectos de puentes que cruzan las divisiones superficiales y nos unen en nuestra humanidad compartida.

El llamado a la acción es un llamado a construir y fortalecer estas comunidades de donantes, a inspirar a otros a unirse a la causa. En eventos comunitarios, en redes sociales y en conversaciones diarias, cada uno de nosotros tiene el poder de influir y movilizar a aquellos que aún no han abrazado el compromiso de donar sangre.

El Rostro de la Gratitud: Encuentros que Dejan Huella

A lo largo de mi trayectoria como donante, he sido testigo del rostro de la gratitud en aquellos que han sido beneficiarios directos de la donación de sangre. Las miradas de alivio en los ojos de los receptores y las palabras de agradecimiento son recordatorios vívidos de la impactante diferencia que cada donante puede hacer en la vida de otra persona.

El llamado a la acción es un llamado a convertirse en creadores de estos encuentros significativos. Al donar sangre, estamos creando oportunidades para que los demás experimenten una gratitud profunda y conozcan el regalo de la vida renovada. Cada donante se convierte en un embajador de esperanza y sanación.

La Urgencia de la Continuidad: Un Compromiso Permanente

La necesidad de sangre es constante, y la urgencia de la continuidad en la donación es innegable. En este llamado a la acción, insto a cada lector a comprometerse de manera continua y consistente. La donación no debe ser vista como un evento único, sino como un compromiso de por vida con el servicio a la humanidad.

La continuidad en la donación es esencial para mantener niveles adecuados de suministros de sangre, especialmente en momentos críticos. Al comprometernos a donar regularmente, nos convertimos en proveedores confiables de un recurso vital que puede marcar la diferencia entre la vida y la muerte.

La Educación como Herramienta de Cambio: Rompiendo Barreras y Mitos

El llamado a la acción incluye un compromiso con la educación. La donación de sangre a menudo se ve obstaculizada por mitos y conceptos erróneos que pueden disuadir a posibles donantes. Romper estas barreras requiere un esfuerzo consciente para educar a la comunidad sobre la verdad detrás de la donación de sangre.

Insto a cada lector a convertirse en defensores de la verdad. Compartir información precisa sobre el proceso de donación, desmitificar conceptos erróneos y brindar claridad sobre la importancia de la sangre en la medicina moderna son pasos cruciales para fomentar una cultura de donación continua.

El Poder de la Influencia Personal: Inspirando a Otros a Donar

Cada donante tiene el poder de influir en su entorno personal. A través de historias personales, testimonios y el ejemplo directo de donar, cada uno puede inspirar a amigos, familiares y colegas a considerar la donación de sangre como una parte integral de su vida.

En este llamado a la acción, animo a cada lector a compartir su historia. Destacar cómo la donación de sangre ha enriquecido sus propias vidas y ha tenido un impacto positivo en la comunidad puede ser un poderoso motivador para que otros se unan a la causa.

La Donación como Acto de Gratitud: Agradecimiento a la Vida

La donación de sangre es, en esencia, un acto de gratitud hacia la vida. Es una expresión tangible de agradecimiento por la salud, por la oportunidad de hacer una diferencia y por el regalo divino de la existencia. En este llamado a la acción, invito a cada donante a abrazar la donación como una oportunidad para expresar agradecimiento a la vida misma.

La donación de sangre nos conecta directamente con el ciclo de la vida y la oportunidad de ser un faro de esperanza para los demás. Cada vez que damos, estamos expresando gratitud por nuestra propia salud y bienestar al tiempo que ofrecemos la posibilidad de una vida más saludable a quienes necesitan nuestra ayuda.

La Donación como un Acto de Devoción: Cumpliendo con el Propósito Divino

En este llamado a la acción, miró más allá de la donación de sangre como un acto aislado y lo presentó como un acto de devoción. Es un cumplimiento activo del propósito divino que nos llama a servir, amar y cuidar de nuestros semejantes. La donación de sangre se convierte en una manifestación tangible de nuestra conexión con la humanidad y nuestra responsabilidad compartida de preservar la vida.

A medida que respondemos a este llamado a la acción, no solo donamos sangre; donamos parte de nuestro ser, parte de nuestra compasión y parte de nuestro compromiso con un mundo mejor. La devoción a la causa de la donación de sangre se convierte en un testimonio de nuestro deseo de ser agentes de cambio y portadores de esperanza.

Conclusión: Donar Sangre como un Legado Duradero

En este capítulo, he extendido un llamado a la acción a cada lector. Donar sangre no es solo un acto altruista, sino un legado duradero que construimos para las generaciones venideras. Cada donación es una piedra angular en la edificación de un futuro donde la salud y la compasión son pilares fundamentales.

A medida que cerramos este capítulo, invito a cada lector a reflexionar sobre su propio compromiso con la donación de sangre. ¿Cómo puedes contribuir a este movimiento de generosidad y servicio? ¿Cómo puedes inspirar a otros a unirse a esta noble causa?

En el próximo y último capítulo, exploraremos el impacto a largo plazo de la donación de sangre, cómo este acto aparentemente pequeño puede tener repercusiones infinitas en la vida de quienes tocan y en el tejido mismo de la humanidad.

Capítulo 11

Historias inspiradoras de personas que han recibido sangre

Se comparten historias reales de personas que han recibido sangre y cuya vida ha sido salvada gracias a la generosidad de los donantes. Se muestra el impacto tangible que tiene la donación de sangre en la vida de las personas.

A lo largo de mis cuarenta años como donante de sangre, he tenido el privilegio de conocer a personas cuyas vidas han sido transformadas por la generosidad de los donantes. En este capítulo, compartiré algunas de estas historias inspiradoras, testimonios vivos del impacto duradero que la donación de sangre puede tener en la vida de los demás.

La Recuperación Milagrosa de Gloria: Una Segunda Oportunidad en Cada Latido

Gloria, una mujer joven y llena de vida, se encontró en una situación desgarradora cuando fue diagnosticada con una enfermedad sanguínea rara. Su única esperanza radica en una serie de transfusiones de sangre y plaquetas que le proporcionarán las defensas necesarias para combatir la enfermedad.

Los donantes anónimos se convirtieron en héroes en la historia de María. A medida que recibía las unidades de sangre, su salud comenzó a mejorar gradualmente. Cada donación no solo era una transfusión de vida sino también una promesa de una segunda oportunidad. María, con gratitud en sus ojos, describió cómo los donantes anónimos se convirtieron en sus salvadores silenciosos.

El Viaje de Miguel: Donación de Sangre en Tiempos de Desafío

Miguel, un hombre fuerte y activo, se vio enfrentado a un diagnóstico inesperado: un accidente grave que resultó en pérdida de sangre significativa. Las unidades de sangre que recibió durante su cirugía fueron esenciales para su recuperación, pero su viaje no terminó allí.

Decidido a dar sentido a su experiencia, Miguel se convirtió en un defensor apasionado de la donación de sangre. A través de charlas motivacionales y participación en eventos comunitarios, compartió su historia de supervivencia y destacó la importancia vital de la donación. Miguel se convirtió en un testimonio viviente de cómo la generosidad de los donantes no solo salva vidas sino también inspira a otros a seguir su ejemplo.

La Fortaleza de Ana: Vencer el Cáncer con Ayuda de la Sangre Donada

Ana, una mujer valiente, enfrentó el diagnóstico de cáncer con determinación y coraje. Durante su tratamiento, experimentó los efectos secundarios debilitantes de la quimioterapia, que afectaron sus células sanguíneas. La donación de sangre y plaquetas se convirtió en un pilar fundamental de su tratamiento.

Cada donante que contribuyó a la recuperación de Ana se convirtió en un compañero en su lucha contra el cáncer. La sangre donada no solo le dio fuerzas para superar los momentos difíciles, sino que también le proporcionó una red de apoyo invisible pero poderosa. Ana, ahora en remisión, comparte su historia como un recordatorio de cómo la donación de sangre puede ser la fuerza vital que impulsa a los pacientes en su viaje hacia la curación.

El Coraje de Juan: Superando la Emergencia con la Ayuda de Desconocidos Generosos

Juan, un hombre joven y atlético, se encontró en medio de una emergencia médica repentina. Un accidente grave lo dejó en necesidad urgente de transfusiones de sangre para estabilizar su condición. En medio de la incertidumbre, la generosidad de los donantes desconocidos se convirtió en un rayo de esperanza.

La sangre donada no solo salvó la vida de Juan sino que también le dio una segunda oportunidad para abrazar la vida plenamente. Agradecido por el regalo de la vida que recibió, Juan se comprometió a retribuir. Se convirtió en un defensor activo de la donación de sangre, organizando campañas locales y compartiendo su historia para inspirar a otros a convertirse en héroes anónimos.

El Milagro de la Vida de Clara: Donantes que Hicieron Posible lo Imposible

Clara, una madre joven, enfrentó complicaciones inesperadas durante el parto que amenazaron su vida y la de su bebé. La necesidad urgente de sangre durante la cirugía se convirtió en un recordatorio de cuán preciosa y frágil es la vida.

Los donantes, sin conocer a Clara personalmente, se convirtieron en las manos que sostenían su destino. Cada unidad de sangre era un regalo de esperanza que permitía que la magia de la vida continuara. Clara, ahora rodeada de la risa juguetona de su hijo, comparte su historia como un testimonio de cómo la donación de sangre puede hacer posible lo que una vez parecía imposible.

La Resiliencia de Javier: Donantes que Marcaron la Diferencia en una Tragedia Inesperada

Javier, un hombre joven y activo, se encontró en medio de una tragedia cuando un desastre natural afectó a su comunidad. Las unidades de sangre que recibió durante la crisis fueron vitales para su recuperación y la de otros afectados. La solidaridad de los donantes se convirtió en un faro de esperanza en medio de la desesperación.

La historia de Javier destaca cómo la donación de sangre no solo es esencial en situaciones médicas individuales, sino también en eventos que afectan a comunidades enteras. La resiliencia de Javier y otros sobrevivientes se convirtió en un testimonio de la fortaleza que la generosidad de los donantes puede infundir en tiempos difíciles.

La Renovación de Esperanza de Carlos: De Donante a Receptor y Viceversa

Carlos, un devoto donante de sangre durante muchos años, se encontró inesperadamente en el lado receptor después de un accidente automovilístico grave. La ironía de la vida llevó a Carlos a experimentar de primera mano el impacto de la generosidad de sus compañeros donantes.

Esta historia única destaca cómo cualquiera de nosotros, en cualquier momento, podría depender de la donación de sangre para nuestra propia supervivencia. Carlos, ahora en deuda con los donantes que salvaron su vida, redobló su compromiso con la donación y se convirtió en un testimonio de cómo el acto de dar y recibir está intrínsecamente conectado en la cadena de la donación de sangre.

Conclusión: Tejiendo un Tapiz de Compasión y Vida

Estas historias inspiradoras son solo un destello de la riqueza y la diversidad de experiencias que la donación de sangre puede generar. Cada historia es un testimonio de cómo la generosidad de los donantes puede transformar vidas, superar desafíos aparentemente insuperables y tejer un tapiz de compasión y vida.

En el próximo capítulo, explicaremos cómo estas historias, junto con innumerables otras, son parte de un legado más amplio que se ha construido a lo largo de cuarenta años de dedicación a la donación de sangre. Un legado que se extiende más allá de los límites del tiempo y delinea el impacto duradero de un acto tan simple y poderoso.

Capítulo 12

Un legado de amor y esperanza

En este capítulo final, se reflexiona sobre el legado que has construido a través de tu compromiso con la donación de sangre. Se destaca tu ejemplo como fuente de inspiración para las nuevas generaciones y se celebra el poder de la acción individual para transformar el mundo.

A medida que reflexiono sobre cuatro décadas de donación de sangre, surge un tema que trasciende los actos individuales de generosidad: el legado de amor y esperanza que se ha tejido a lo largo de los años. En este capítulo, exploraremos cómo la donación de sangre se convierte en más que un simple acto; es la construcción de un legado duradero que resuena en el tejido mismo de la humanidad.

La TravesÃ-a de Cuatro DÃ©cadas: Un Compromiso que Perdura

Cuarenta años de donación de sangre han sido una travesía de compromiso y servicio constante. Este legado no se mide en números de unidades donadas, sino en vidas tocadas y transformadas. La persistencia en el acto de donar sangre a lo largo de las décadas ha creado una narrativa que va más allá de la individualidad, convirtiéndose en una historia colectiva de amor y esperanza.

La Comunidad de Donantes: Un Vínculo que Trasciende el Tiempo

En mi viaje como donante, he tenido el privilegio de ser parte de una comunidad de individuos comprometidos con un propósito común: salvar vidas. Esta comunidad de donantes es un vínculo que trasciende el tiempo, conectando a personas a lo largo de las décadas en una red invisible pero poderosa de compasión y servicio.

El legado de amor y esperanza se construye en la colaboración continua de esta comunidad. Cada donante, aportando su grano de arena, contribuye a la construcción de un legado que perdura más allá de nuestras vidas individuales. En cada unidad de sangre donada, estamos tejiendo un hilo más en el tapiz colectivo de generosidad.

El Impacto Invisible: Transformando Vidas sin Conocer el Resultado

Uno de los aspectos más asombrosos de la donación de sangre es su capacidad para transformar vidas sin que el donante conozca el resultado final. Muchas veces, la sangre donada fluye hacia desconocidos, anónimos que enfrentan desafíos médicos. El impacto invisible de cada donación es una manifestación del amor y la esperanza que trasciende las barreras del conocimiento personal.

Este legado se construye en el reconocimiento de que el acto de dar es más poderoso que el acto de recibir. Al donar sangre, estamos participando en la creación de un mundo donde la compasión y la solidaridad son moneda corriente. Aunque no veamos las caras de aquellos a quienes ayudamos, sabemos que el amor contenido en cada donación deja una huella imborrable.

El Legado en las Historias Compartidas: Testimonios que Resuenan en el Tiempo

Las historias compartidas por aquellos que han recibido sangre son un testimonio palpable del legado que se ha construido a lo largo de los años. Cada testimonio es una pieza del rompecabezas, una narrativa única que resuena en el tiempo. El legado se vive y se celebra en estas historias de supervivencia, resistencia y renacimiento.

En la medida en que estas historias se comparten, se transmiten de generación en generación, el legado de amor y esperanza se amplifica. Las experiencias individuales se convierten en parte del tejido cultural de la comunidad, inspirando a otros a unirse al movimiento de donación de sangre y contribuir a la construcción del legado.

La Inspiración en el Ejemplo Personal: Modelando el Camino para las Generaciones Futuras

Como donante, he comprendido que el legado no solo se construye en las historias compartidas, sino también en el ejemplo personal que proporcionamos a las generaciones futuras. La donación de sangre no es solo un acto; es un estilo de vida que puede ser transmitido de padres a hijos, de mentor a aprendiz. Modelar el camino para las generaciones futuras se convierte en una inversión a largo plazo en el bienestar de la humanidad.

Este legado se construye en el poder de la influencia personal. Al demostrar a través de acciones cotidianas que la donación de sangre es una parte integral de la responsabilidad social, estamos allanando el camino para un futuro donde la donación sea un acto natural y continuo. Inspirar a otros a seguir el ejemplo personal es una forma poderosa de garantizar que el legado se mantenga vivo y florezca.

La Conexión Espiritual: Donar Sangre como una Manifestación del Propósito Divino

A lo largo de mi viaje, he sentido una conexión espiritual profunda con el acto de donar sangre. La donación se convierte en una manifestación tangible del propósito divino que nos llama a servir y cuidar de nuestros semejantes. Este legado es, en última instancia, una expresión de nuestra conexión intrínseca con la humanidad y nuestra responsabilidad compartida de preservar la vida.

El amor y la esperanza que fluyen en cada donación son un eco del llamado divino que nos insta a ser guardianes de la vida. En este legado espiritual, la donación de sangre se eleva a un nivel más elevado, trascendiendo lo físico y convirtiéndose en un acto sagrado de servicio y devoción.

La Permanencia en el Recuerdo: Un Legado que Sobrevive a la Muerte

A medida que reflexiono sobre mi propia vida, reconozco que la donación de sangre se convierte en un legado que sobrevive más allá de la muerte física. A través de las vidas que se han tocado y transformado, a través de las generaciones que han sido inspiradas a continuar el legado, la donación de sangre se convierte en una fuerza que trasciende los límites temporales.

Este legado perdura en el recuerdo de aquellos que han sido beneficiarios de la generosidad de los donantes y en la memoria colectiva de la comunidad de donantes. Cada acto de amor y esperanza se convierte en una chispa que enciende el fuego de la compasión, un fuego que arde eternamente en la conciencia colectiva.

Donar Sangre como una Ofrenda de Amor Continúa

A medida que cerramos este capítulo, celebro el legado de amor y esperanza que se ha construido a lo largo de cuarenta años de donación de sangre. Este legado es más que una acumulación de unidades de sangre; es una ofrenda continua de amor a la humanidad. Cada gota de sangre donada es un testimonio del compromiso duradero de servir, amar y cuidar de nuestros semejantes.

En el epílogo final, exploraremos cómo este legado perdura en las vidas de aquellos que han sido tocados por la donación de sangre, y cómo el propósito divino se manifiesta a través de la generosidad incesante. El viaje de cuarenta años culmina en la comprensión profunda de que la donación de sangre es, en última instancia, una expresión continua de amor que trasciende los límites del tiempo y del espacio.

A medida que me sumerjo en las aguas profundas de cuatro décadas de donación de sangre, encuentro anécdotas personales que han iluminado mi camino, estadísticas que respaldan la vital importancia de este acto altruista, y la oportunidad de hacer un llamado a la acción que trascienda estas páginas y resuene en los corazones de quienes lo lean.

Anécdotas Personales: Más Allá de las Gotas de Sangre

Recuerdo la primera vez que extendí mi brazo para dar sangre. El nerviosismo se mezclaba con la emoción de dar algo que sabía que sería de valor incalculable para alguien más. Esa primera vez se convirtió en la semilla de una pasión que ha florecido a lo largo de los años.

Una de las anécdotas que destaco es la conexión con María, la joven valiente que enfrentó una enfermedad sanguínea. Su recuperación milagrosa no solo fue una victoria médica, sino un recordatorio palpable de cómo cada gota de sangre donada puede ser un catalizador de esperanza y una segunda oportunidad para alguien que enfrenta la adversidad.

La travesía de Miguel, desde ser receptor de sangre hasta convertirse en defensor apasionado, resuena en mi memoria. Su determinación para transformar una experiencia desafiante en una oportunidad de inspirar a otros es un testimonio del impacto duradero que la donación de sangre puede tener en la vida de quienes la reciben.

Datos y Estadísticas: La Realidad Detrás de las Gotas de Esperanza

Cada anécdota personal se entrelaza con datos y estadísticas que subrayan la crítica importancia de la donación de sangre. Según la Organización Mundial de la Salud (OMS), cada dos segundos alguien en el mundo necesita sangre. Esto no es simplemente una estadística; es la realidad de alguien esperando, de alguien que confía en la generosidad de un donante anónimo.

La sangre es esencial en tratamientos médicos, intervenciones quirúrgicas, y situaciones de emergencia. Las donaciones regulares son vitales para mantener los suministros y garantizar que haya sangre disponible cuando y donde se necesite. Detrás de cada número hay una historia, detrás de cada estadística hay vidas transformadas.

Llamado a la Acción: Únete a la Causa, Sé un Donante de Esperanza

El legado que hemos construido a lo largo de estas páginas es un llamado a la acción. Invito a cada lector a unirse a la causa, a convertirse en un donante de esperanza. La donación de sangre no es solo un acto médico; es un acto de amor y servicio a la humanidad. Tu sangre puede ser la chispa que encienda una llama de vida en alguien más.

El proceso es simple, pero el impacto es profundo. Encuentra un banco de sangre local, participa en campañas comunitarias, y comparte la importancia de la donación con amigos y familiares. Cada gota de sangre donada es un acto de generosidad que puede salvar vidas y dejar un legado de esperanza en el mundo.

Un Tono Inspirador: La Transformación a Través del Dar

Al reflexionar sobre estas cuatro décadas, siento un profundo agradecimiento por la oportunidad de ser parte de algo más grande que yo mismo. Cada experiencia, cada donación, ha sido un recordatorio de la capacidad transformadora del acto de dar. No solo se trata de sangre; se trata de amor, compasión y la creación de un mundo donde la esperanza prevalezca.

Te invito a que abraces esta perspectiva con un corazón abierto. Sé un portador de esperanza, un arquitecto de un futuro donde la generosidad sea moneda corriente y la donación de sangre sea una expresión natural de nuestra humanidad compartida. El mundo necesita más donantes de esperanza, y tú puedes ser uno de ellos.

Este Ebook como Herramienta Poderosa: Informar, Motivar, Compartir y Dejar un Legado

Este ebook no es solo un conjunto de palabras; es una herramienta poderosa para informar, motivar, compartir y dejar un legado duradero. A través de estas páginas, he compartido mi historia personal, respaldada por datos que subrayan la urgente necesidad de la donación de sangre.

Es mi esperanza que este ebook sirva como un faro de inspiración. Que motive a aquellos que lo lean a considerar la donación de sangre como una parte fundamental de su vida. Que comparta la importancia de este acto con amigos, familiares y comunidades enteras. Y, sobre todo, que deje un legado de amor y esperanza en el mundo.

Conclusión: Un Legado que Trasciende el Tiempo y Espacio

A medida que cerramos este capítulo y nos preparamos para el epílogo final, celebro el legado que hemos construido juntos. Este legado trasciende el tiempo y el espacio; es una obra de amor que ha dejado una huella perdurable en la historia de la donación de sangre.

En el epílogo, exploraremos cómo estas palabras, estas experiencias, y este llamado a la acción pueden ser el inicio de un nuevo capítulo en la donación de sangre. Un capítulo donde el legado de amor y esperanza continúe floreciendo, donde cada donante sea un arquitecto de un futuro más brillante.

Apéndice: Guía Práctica para la Donación de Sangre

Este apéndice proporciona información detallada sobre la donación de sangre, incluyendo los requisitos para ser donante, lugares donde se puede donar y los pasos a seguir para realizar una donación exitosa.

Requisitos para Ser Donante:

Antes de donar sangre, es importante cumplir con ciertos requisitos para garantizar la seguridad del donante y del receptor. A continuación se enumeran algunos requisitos generales:

1. **Edad:** La mayoría de los países establece una edad mínima y máxima para los donantes. Por lo general, los donantes deben tener entre 18 y 65 años.

2. **Peso:** Se establece un peso mínimo para los donantes, ya que esto ayuda a garantizar que la cantidad de sangre extraída sea segura.

3. **Salud General:** Los donantes deben estar en buen estado de salud en el momento de la donación. No se permite donar sangre si se está enfermo o convaleciente.

4. **Estilo de Vida:** Algunos comportamientos de riesgo, como ciertos viajes recientes o actividades específicas, pueden afectar la elegibilidad para donar.

Lugares para Donar Sangre:

La donación de sangre se puede realizar en una variedad de lugares, incluyendo:

1. **Bancos de Sangre:** Instituciones médicas y hospitales suelen tener bancos de sangre donde se puede donar.

2. **Clínicas Especializadas:** Algunas clínicas y centros médicos especializados están dedicados exclusivamente a la donación de sangre.

3. **Campañas Móviles:** Muchas organizaciones realizan campañas móviles para facilitar la donación, llevando unidades móviles a diversas ubicaciones.

4. **Eventos Comunitarios:** Algunas comunidades organizan eventos especiales donde se puede donar sangre.

Pasos para Realizar una Donación de Sangre:

A continuación se detallan los pasos generales para realizar una donación de sangre:

1. **Registro:** Proporciona información básica y completa un formulario de registro.

2. **Entrevista Preliminar:** Se realiza una breve entrevista para evaluar tu elegibilidad para donar.

3. **Examen Físico:** Se realiza un examen físico básico para asegurarse de que estás en condiciones de donar.

4. **Donación:** La donación de sangre suele durar unos 10-15 minutos. Se extraerá una cantidad segura y específica de sangre.

5. **Descanso y Refrigerio:** Después de la donación, se te ofrecerá un breve período de descanso y un refrigerio para garantizar tu bienestar.

6. **Seguimiento:** Se proporcionan instrucciones para el cuidado posterior y cualquier precaución adicional que debas tener en cuenta.

Nota Importante:

Es fundamental recordar que la información proporcionada aquí es general y puede variar según la región y la institución médica. Antes de realizar una donación, se recomienda ponerse en contacto con el banco de sangre o la clínica correspondiente para obtener información específica sobre sus requisitos y procedimientos.

La donación de sangre es un acto valiente y altruista que puede salvar vidas.

¡Amarás al Señor, tu Dios, con toda tu corazón, con toda tu alma y con toda tu mente!

¡Amarás a tu prójimo como a ti mismo!.

¡Gracias por considerar ser parte de esta noble causa!

Epílogo

Un Legado de Amor y Sacrificio

Cuando cerramos las páginas de un libro, a menudo nos sumergimos en un mar de reflexiones, llevando con nosotros las lecciones aprendidas y las emociones experimentadas a lo largo de la narrativa. En el caso de "El Propósito de Dios en mi Vida: 40 años donando sangre sin esperar nada a cambio", estas reflexiones se entrelazan con los hilos de la vida misma, tejidos por el amor, la generosidad y el sacrificio de aquellos que han decidido servir a otros sin reservas.

A través de las páginas de este libro, hemos acompañado a Mariano Elias Perez Barreto en su travesía de cuarenta años dedicados a la noble causa de la donación de sangre. Su historia nos ha llevado desde los primeros pasos vacilantes de un joven comprometido con hacer una diferencia en el mundo, hasta la plenitud de un hombre cuyo legado trasciende el tiempo y el espacio. Pero más allá de las palabras impresas, su vida nos invita a reflexionar sobre el verdadero significado del servicio desinteresado y el propósito divino que guía nuestras acciones.

En este epílogo, nos sumergimos una vez más en el corazón de Mariano Elias y en el impacto duradero de su dedicación a la donación de sangre. A lo largo de estas palabras, exploramos las lecciones finales que podemos extraer de su historia y las reflexiones que nos deja como legado.

Mariano Elias Perez Barreto, ha sido, sin lugar a dudas, un ejemplo viviente del poder transformador del amor y la compasión. A través de su compromiso con la donación de sangre, ha tocado innumerables vidas y ha sembrado semillas de esperanza en los corazones de aquellos que han tenido el privilegio de conocerlo. Su humildad y su disposición a servir sin esperar nada a cambio son un recordatorio conmovedor de que el verdadero valor reside en el acto mismo de dar, en la capacidad de ofrecer una mano amiga a aquellos que la necesitan.

Pero más allá de sus acciones individuales, el legado de Mariano Elias trasciende las fronteras de su propia vida. A lo largo de estos cuarenta años, ha inspirado a toda una comunidad a unirse en un esfuerzo colectivo para mejorar el mundo que los rodea. Su ejemplo ha demostrado que, cuando nos unimos en la búsqueda de un objetivo común, somos capaces de lograr grandes cosas y de hacer una diferencia duradera en la vida de los demás.

Una de las lecciones más poderosas que podemos extraer de la historia de Mariano Elias Perez Barreto es la importancia de vivir una vida de propósito y significado. A lo largo de su trayectoria, él ha sido guiado por una profunda convicción de que su vida tiene un propósito mayor, un propósito que trasciende los límites de lo individual y se conecta con algo más grande que él mismo. Esta conciencia de su propósito divino le ha dado fuerzas para superar los desafíos y adversidades que ha enfrentado en el camino, y le ha permitido encontrar significado incluso en los momentos más oscuros.

Además, la historia de Mariano Elias Perez Barreto nos recuerda la importancia de la gratitud y la humildad en nuestras vidas. A pesar de sus numerosos logros y reconocimientos, él siempre ha mantenido una actitud de humildad y agradecimiento hacia aquellos que lo rodean. Reconoce que su capacidad para servir a los demás es un regalo de Dios y que cada día es una oportunidad para expresar su gratitud a través de sus acciones. Su humildad y su gratitud son un testimonio poderoso de la belleza y la fuerza del espíritu humano cuando se nutre con amor y bondad.

Finalmente, la historia de Mariano Elias nos desafía a todos a reflexionar sobre nuestro propio papel en el mundo y en la vida de los demás. Nos recuerda que cada uno de nosotros tiene el poder de hacer una diferencia, de marcar un impacto positivo en el mundo que nos rodea. A través de pequeños actos de bondad y generosidad, podemos sembrar semillas de esperanza y transformar vidas de maneras que ni siquiera podemos imaginar.

Al cerrar las páginas de "El Propósito de Dios en mi Vida: 40 años donando sangre sin esperar nada a cambio", nos despedimos de Mariano Elias Perez Barreto con profunda gratitud y admiración por su vida y su legado. Su historia continuará inspirando a generaciones venideras a vivir con propósito, gratitud y amor, recordándonos siempre que, en las palabras del sabio Mahatma Gandhi, "la mejor manera de encontrarse a uno mismo es perderse en el servicio de los demás". Que su ejemplo siga guiándonos en el camino hacia un mundo más amoroso, compasivo y lleno de esperanza.

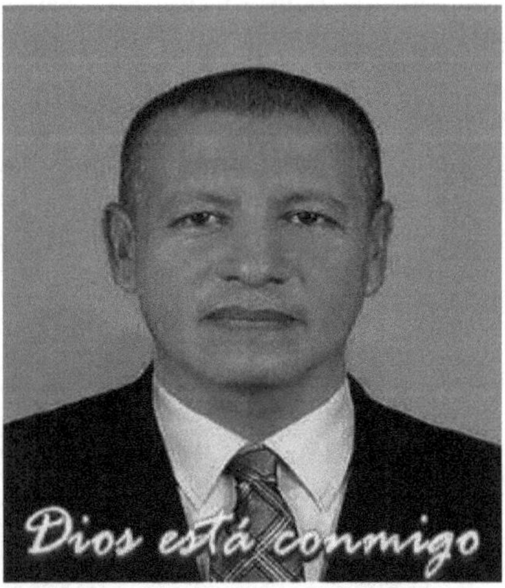

Biografía de Mariano Elías Pérez Barreto.

Mariano Elías Pérez B. nació el 13 de noviembre de 1964 en Sincelejo, Sucre, Colombia. Desde temprana edad, mostró una pasión innata por la creatividad y el servicio a la comunidad. Su vida se ha convertido en un testimonio de dedicación y generosidad, reflejado especialmente en su obra literaria más destacada, "El Propósito de Dios en mi Vida: 40 años donando sangre sin esperar nada a cambio".

Desde sus primeros años, Mariano demostró habilidades multifacéticas que abarcan el mundo digital y la creatividad. Se graduó con honores en Administración de Empresas en la Universidad Nacional Abierta ya Distancia UNAD de Colombia, También Tecnologo en Gestion Industrial, Diplomados en Marketing Digital, Diseñador Web, Desarrollador de Contenidos, Desarrollador de Aplicaciones Móviles, marcando el inicio de una carrera prolífica en el ámbito administrativo y tecnológico.

Mariano ha desempeñado un papel significativo en el mundo editorial, trabajando como editor y creador de contenido en diversas plataformas. Su visión innovadora lo llevó a explorar diferentes medios, desde blogs hasta aplicaciones móviles, donde su capacidad para contar historias trascendió las páginas impresas y se adaptó a la era digital.

Como diseñador web, Mariano ha dejado su huella en numerosos proyectos, combinando estética y funcionalidad para crear experiencias digitales cautivadoras. Su enfoque centrado en el usuario y su pasión por la narrativa visual se han convertido en sellos distintivos de su trabajo en el espacio digital.

En paralelo a sus contribuciones en el mundo digital, Mariano también ha dejado una marca en el ámbito literario con su obra "El Propósito de Dios en mi Vida". Este libro no solo es un relato personal de su compromiso de donar sangre durante cuatro décadas, sino también un llamado inspirador a la acción para motivar a otros a seguir su ejemplo altruista.

Además de sus roles como autor y editor, Mariano es el CEO de la Agencia Digital Creativa Aguvic. Al frente de esta agencia, ha liderado equipos en la creación de campañas digitales innovadoras y soluciones tecnológicas que han impulsado la presencia en línea de diversas empresas. Ha logrado posicionar la Startup Web Master Soluciones Digitales.company

La filosofía de Mariano va más allá de la creación digital; es una visión integral de servicio y contribución a la sociedad. Su liderazgo en el ámbito empresarial se ha caracterizado por un compromiso sólido con la responsabilidad social, evidenciado por su dedicación a la donación de sangre
y su impacto positivo en la comunidad.

Como defensor activo de la donación de sangre, Mariano ha llevado su mensaje a plataformas digitales, conferencias y eventos comunitarios. Su capacidad para fusionar su experiencia en el ámbito digital con su compromiso humanitario ha hecho de él un referente tanto en el mundo literario como en el empresarial.

Mariano Elías Pérez B. es más que un escritor, editor, diseñador web y empresario; es un narrador de historias con un propósito. Su vida y obra reflejan un compromiso con la generosidad, la tecnología y el servicio a los demás. Con cada página escrita y cada proyecto digital, Mariano continúa dejando una marca indeleble, no solo en el mundo virtual, sino también en el corazón de quienes encuentran inspiración en su relato y se suman a la noble causa de donar sangre para salvar vidas.

Kolibri 360 GmbH
Ferdinand-Jühlke-Straße 7
99095 Erfurt, Deutschland
produktsicherheit@kolibri360.de

Druck:
CPI Druckdienstleistungen GmbH
im Auftrag der
Kolibri 360 GmbH
Ferdinand-Jühlke-Str. 7
99095 Erfurt